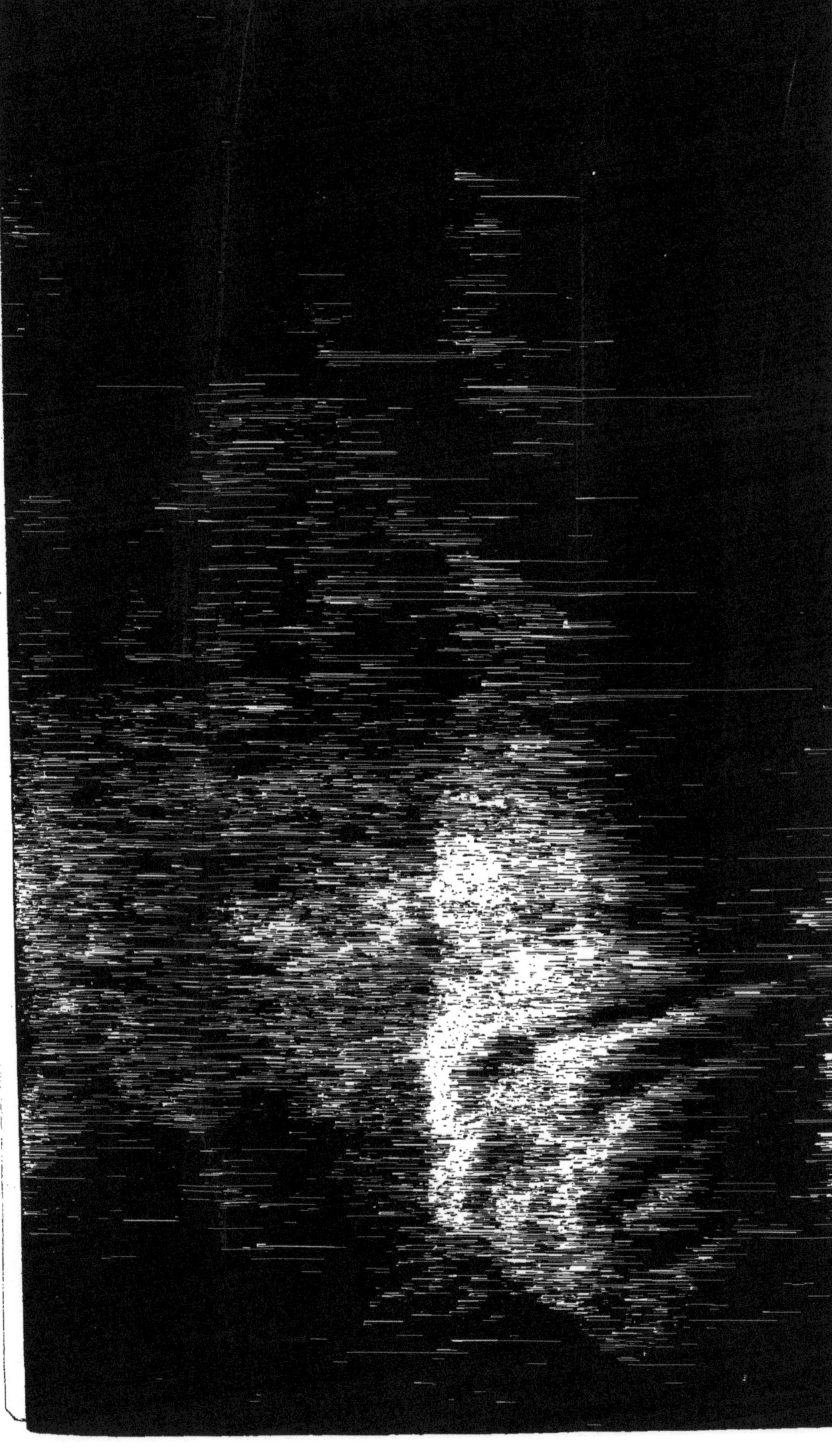

SOCIÉTÉ INDUSTRIELLE DE REIMS.

COURS PUBLIC D'HYGIÈNE

QUATRIÈME PARTIE

Professée par M. le Dr BRÉBANT.

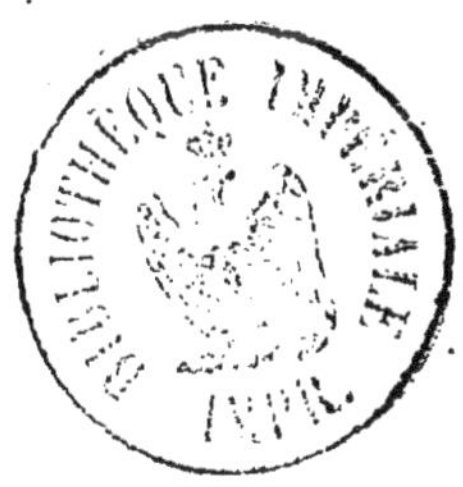

INTRODUCTION.

Mesdames, Messieurs,

Je vais me livrer à une tentative pour laquelle j'ai besoin de toute votre bienveillance.

Jusqu'ici, l'Hygiène a été conçue comme une branche spéciale des sciences médicales, dont le but particulier serait la conservation de la santé considérée surtout comme vie nutritive.

Lisez les Traités d'Hygiène, et chez tous, sans exception, vous reconnaîtrez que la vie nutritive normale est l'idée générale directrice du plan, de la méthode et de tous les conseils donnés au nom de l'Hygiène.

Même lorsqu'il s'agit des organes des sens et du système nerveux cérébral, tout ce que les auteurs enseignent a pour but, dans leur esprit, d'établir les conditions de la bonne conservation organique au moyen de la nutrition normale, et on considère l'exercice de chaque organe plus comme un moyen de bon entretien, ou comme une source de danger pour cet entretien, que comme un instrument particulier relié aux fonctions de l'intellect et de la liberté.

Assurément, comme les fonctions se pénètrent réciproquement, il est possible de rapporter à la nutrition locale et générale tout l'ensemble de la physiologie, même les fonctions de pensée et de volonté. Mais c'est, à mon avis, se contenter de l'aspect le moins important, de l'homme surtout.

Avec mon ami Doyen, dans sa première leçon, je pense que la physiologie de la liberté, de la pensée, de la sensibilité et des mouvements doit être faite pour ces hautes fonctions mêmes dont la nutrition, la génération et la circulation sont les moyens et non pas le but.

Concentrer mon esprit et votre attention sur l'organisme et les fonctions supérieures de l'homme ; étudier ces objets en eux-mêmes et y rapporter tout le reste de l'organisme comme fonctions inférieures, conditionnelles, préparatoires et subordonnées, tel est le but que je me propose.

Ceci est peut-être une tentative sans précédent. Personne encore, que je sache, n'a parcouru cette voie. Si la route que je vais tracer dans ces forêts d'un nouveau monde ne laisse dans votre esprit qu'un jalonnement incomplet et obscur encore, accusez mon insuffisance assurée, mais aussi les difficultés de l'entreprise, et faites par conséquent provision d'indulgence ; je sens combien mon audace va en avoir besoin.

PREMIÈRE CONFÉRENCE.

—

HYGIÈNE DES MOUVEMENTS.

Dans leurs leçons précédentes, mes amis les docteurs Henrot frères vous ont exposé les motifs anatomiques et physiologiques des règles pratiques au moyen desquelles nous pouvons nous maintenir en bonne santé, aux points de vue des professions, des habitations, des vêtements et des aliments. Dans ses leçons, d'un autre côté, mon ami Doyen vous a clairement montré l'importance du rôle de l'air pur sur l'organisme ; il en a déduit, aussi pratiquement que possible, les règles d'hygiène que comporte un objet d'étude aussi général.

Vous remarquerez, Mesdames et Messieurs, que, d'un bout à l'autre de ce cours, nous adressons nos conseils et leurs motifs à votre intelligence ; nous en demandons l'exécution à votre volonté, et celle-ci ne peut exécuter ces conseils que par des mouvements musculaires ; mouvements musculaires plus ou moins complexes toujours, toujours diversement associés et combinés, tantôt directement volontaires, le plus souvent habituels ou tout-à-fait automatiques. Il me reste donc à vous faire connaître les organes du mouvement, les organes de leur excitation plus ou moins complexe, plus ou moins régulière. Je devrai ensuite m'arrêter avec vous sur tous les moyens naturels par lesquels ces organes d'excitation musculaire sont mis en demeure de fournir leurs fonctions propres : ce sera le sujet d'une étude de la sensibilité et de ses formes. Enfin, nous nous arrêterons autant que la science le permet aujourd'hui, à vous faire connaître le rôle instrumental du cerveau dans les actes supérieurs de l'homme, actes intermédiaires à la sensibilité et à la volonté, savoir : l'intelligence, la mémoire, l'affectivité qui comprend les sentiments et les passions impulsives.

Tel sera l'ensemble du cours dont je suis personnellement chargé.

Je me propose de remplir ma tâche à deux points de vue auxquels j'attache une égale importance. Je veux, dans l'esprit pratique commandé par ce cours, vous donner les principes des préceptes de l'hygiène et vous exposer ces préceptes d'une manière générale ; mais je veux aussi fixer dans votre esprit des notions scientifiques vraies, afin que vos réflexions personnelles aient une base solide et que vous puissiez dans les détails appliquer plus régulièrement les préceptes généraux.

Détruire une idée fausse, éclaircir une notion confuse, c'est faire plus, à mon avis, que d'indiquer un précepte ; c'est donner la raison de beaucoup de préceptes, même imprévus.

Je n'oublierai donc pas la pratique, je ferai même ce qu'il y a pour elle de plus utile au moment où il pourra vous sembler que je ne fais que de la science.

Je connais les difficultés et même les dangers que comporte l'exposition de mon sujet ; mais j'espère que votre bienveillance aidant, je parviendrai à vous donner une bonne idée des fonctions supérieures de l'homme. Quant aux dangers de cette exposition, ils peuvent venir de trois sources : de vous d'abord, du sujet lui-même ou de moi.

Vous me pardonnerez, Mesdames et Messieurs, de supposer que vous puissiez être une source de danger pour mon exposition; la connaissance du système nerveux ne date que d'hier, elle n'appartient donc qu'au petit nombre de ceux dont l'étude du corps humain fait la profession; les plus jeunes médecins seuls peuvent être au courant de la science sur ce sujet; par conséquent, vous ne pouvez connaître que ce que savait la science ou plutôt la conjecture d'autrefois; je demande que vous veuillez bien oublier ce que vous avez pu savoir, et considérer comme vrai ce que je vous certifierai être tel, sans défiance comme sans résistance.

Mon sujet lui-même est scabreux. Il est une accusation banale autant qu'injuste et de mauvaise foi, toute formulée contre la théorie physiologique du système nerveux; c'est l'accusation de matérialisme. Mais sans doute je vais faire du matérialisme, exactement comme mes confrères, qui vous ont parlé du poumon, du cœur, du foie, de l'estomac, etc., et des fonctions de ces divers organes. Je vais vous parler du système nerveux et de ses fonctions, certainement je ne serai pas moins qu'eux toujours en face d'organes matériels et de leurs actes réciproques. Quel est donc ce spiritualisme exorbitant ou cet animisme cauteleux qui pourrait s'effrayer là où ne s'effrayaient ni Fénélon, ni Bossuet? Est-ce que ces dignes représentants de la foi catholique la plus pure et la plus éclairée cherchaient à diminuer en nous le rôle de la matière et de l'organisme nerveux? Bien au contraire, tous deux s'efforçaient d'élucider de nombreux emprunts faits à la science physiologique de leur temps, et ils ne croyaient pas compromettre l'animisme de leur philosophie ni leur foi religieuse.

Tout gît ici dans la vérité vraie, et c'est là le danger qui peut émaner de moi-même. Or, je crois bien connaître les bornes de mon domaine; le domaine physiologique ne m'est pas plus familier que le domaine animique ou religieux; je serais bien malheureux si, animé d'un respect également profond pour la science et pour la religion, je ne parvenais pas à maintenir intégralement la première sans violer la seconde.

Mes précautions prises, j'entre dans mon sujet et je commence par l'étude des mouvements.

Entendons-nous bien ici. Le mouvement est la manifestation la plus générale de toutes les activités réelles. Toute activité est peut-être réductible au mouvement. Par conséquent, parler du mouvement dans ce sens, ce serait embrasser toutes les formes de l'activité matérielle ; et mon but est bien plus restreint.

Quand nous étudions l'anatomie, nous arrivons à distinguer d'une façon très-nette et parfaitement caractéristique deux aspects d'un même tissu que tout le monde connaît à un degré suffisant ; je veux parler du tissu musculaire, cette chair nutritive par excellence que nous demandons à la boucherie. Or, ce tissu est l'organe d'une action particulière et exclusive qui consiste en un raccourcissement longitudinal de chaque fibre, raccourcissement que nous appelons contractilité ou myotilité. L'action contractile de tous nos organes musculaires gouvernée par l'organisme nerveux est le moyen par lequel nous exécutons tous les mouvements de déplacement général ou partiel que commande notre volonté. C'est là seulement l'espèce de mouvement qui fera le sujet de cette première conférence.

Dans une première partie nous étudierons l'organisme élémentaire du mouvement, c'est-à-dire le tissu musculaire, organe producteur de la contraction, et l'appareil nerveux, organisme excitateur de l'acte musculaire. Dans une deuxième partie nous étudierons les mouvements réels comme fonctions combinées de l'organisme. Enfin, dans une troisième partie toute d'application, nous ferons ressortir tous les corollaires pratiques qui résulteront de notre première étude et qui s'appliqueront au travail, à l'éducation et au choix des carrières professionnelles.

PREMIÈRE PARTIE.

Organisme élémentaire du Mouvement musculaire.

Le tissu musculaire a pour élément une fibre très-complexe, composée d'une sorte de tube contenant un liquide granuleux. Ce liquide granuleux est l'organe propre de la contractilité; c'est lui qui, par ses changements de situation relative dans ses diverses parties, raccourcit la fibre musculaire dans sa longueur en lui donnant par compensation plus d'épaisseur. Tout le monde sait que le muscle qui se contracte est plus saillant sous la peau, plus gros et plus dur. Naturellement, ces changements ne se passent pas sans transformation particulière de la substance granuleuse du muscle; bien au contraire, il se produit des changements chimiques très-considérables, et comme tous les changements chimiques dans lesquels la matière se resserre, ils dégagent de la chaleur. La matière musculaire qui s'est ainsi modifiée, doit recouvrer bien vite son état normal; elle le recouvre instantanément, au repos du muscle, par un emprunt au sang artériel, dont l'abord est lui-même suractivé par le travail musculaire. Vous voyez ici la solidarité vitale se manifestant entre le sang artériel, produit définitif de l'élaboration digestive et respiratoire, et le muscle, seul agent de tous nos mouvements organiques ou volontaires.

Le muscle s'altère si bien dans sa composition substantielle pendant la contraction, et le sang artériel lui est si nécessaire pour se réparer, que le physiologiste peut paralyser le muscle en liant l'artère qui lui amène le sang artériel. La contraction du muscle altère si bien le liquide granuleux de sa fibre, et par suite le sang veineux, que cette altération chez les animaux surmenés à la chasse ou autrement, peut amener la mort et une putréfaction virulente et charbonneuse aussitôt après la mort.

Nous devrons nous rappeler ces détails importants lorsque nous ferons les applications hygiéniques de notre étude.

Quand on examine un muscle en contraction, chaque fibre paraît s'établir en zigzag dans toute sa longueur. Ce détail n'est qu'une apparence due au tassement par petite zones alternatives du liquide granuleux central dont je vous ai parlé. Quand on examine, au repos même, les muscles rouges, leur fibre paraît striée. Cette apparence appartient chez l'homme à tous les muscles sur lesquels peut agir notre volonté. Il est d'autres muscles dont la fibre est lisse, c'est-à-dire sans apparence de stries et en même temps plus pâle. Ce ne sont pas moins des fibres musculaires, mais ces sortes de muscles sont moins énergiques, ils sont plus lents dans leur action, et il se trouve que sur aucun d'eux notre volonté ne peut directement agir.

Les muscles striés sont les muscles du cœur, du larynx, des sens, des membres, du tronc et des excavations qui commencent ou terminent le tube digestif, les voies génitales ou les voies urinaires.

Les muscles non striés sont répandus dans tous les organes de la respiration, de la digestion ; dans les glandes et surtout dans leurs canaux d'excrétion ; dans les vaisseaux sanguins ou lymphatiques, enfin, dans l'épaisseur de la peau et de ses annexes glandulaires.

Les muscles striés ou à contractions rapides sont généralement en masses fusiformes ; c'est-à-dire que les fibres qui les constituent se réunissent de manière à former un corps allongé plus gros en son milieu que vers ses extrémités. Ils se terminent d'un côté et de l'autre par des fibres blanches très-résistantes et très-serrées que l'on appelle des tendons. Les tendons terminaux s'attachent aux os d'une façon tellement énergique que le muscle se romprait plutôt que ne se détacherait le tendon de son implantation à l'os. Comme les os sont rigides et seulement mobiles à leurs extrémités dans les jointures, il en résulte que les raccourcissements des muscles meuvent des sections de nos membres qui obéissent comme de véritables leviers mécaniques.

Les muscles lisses qui appartiennent à la vie automatique n'ont jamais la force des muscles striés. Ils sont généralement sous forme de membranes étalées, sous forme de bandes aplaties ou en filets enchevêtrés ; ils constituent souvent des cylindres creux et contractiles. Leurs extrémités ne sont nullement tendineuses ; elles se perdent le plus souvent dans les tissus fibreux voisins.

L'action des muscles striés est prompte, énergique. Le moment de leur plus grande énergie s'établit rapidement.

L'action des muscles lisses est lente à s'établir, lente à se produire, c'est-à-dire plus durable, mais toujours peu énergique.

L'action des muscles striés amène la fatigue dont chacun connaît la douleur. Ils demandent un repos fréquent ; c'est surtout pour leur réparation que nous avons besoin du sommeil.

L'action des muscles lisses ne nous donne jamais la sensation de fatigue. Nous ne gouvernons jamais ni leur action, ni leur repos ; et leur action ne perd aucunement de son énergie pendant le sommeil le plus profond.

Les muscles, de quelque sorte qu'ils soient, n'ont pas que la fonction de contractilité. Cette contractilité c'est leur action intense sous l'influence d'un excitant ; mais en dehors de tout excitant ils conservent une certaine activité continue, analogue, si l'on veut, à l'élasticité, mais spéciale et tout-à-fait exclusive ; cette activité du muscle au repos, c'est la tonicité.

La tonicité est tout-à-fait proportionnelle au nombre des fibres musculaires ; dans le repos, nos muscles ne produisent plus que cette action, et c'est ce qui explique la position que nous prenons et comment cette position peut persévérer. C'est la tonicité musculaire qui explique aussi la position habituelle de l'enfant dans le sein de sa mère. Enfin, la tonicité est la seule force active qui oblitère les sphyncters. On appelle sphyncter les extrémités rétrécies des canaux naturels. Il y a un sphyncter à l'extrémité inférieure de l'intestin, au col de la vessie et dans bien d'autres endroits ; ces sphyncters sont gardés par des muscles en anneaux agissant au repos par leur seule tonicité.

Vous connaissez l'organe de la tonicité continue et de la contractilité accidentelle ; il s'agit maintenant de vous faire connaître l'organisme qui excite le muscle à sortir de son repos tonique pour entrer en contraction.

Vous avez été bien des fois témoins, non sans une certaine impression, de ces mouvements des chairs des animaux récemment tués. Ces mouvements sautillants et alternatifs sont l'œuvre de la fibre musculaire. Ayez le courage de quelque curiosité, et vous verrez au passage du couteau du boucher les muscles se rétracter très-violemment ; ils ne se rétracteraient pas davantage si l'animal était encore vivant. C'est que la mort n'a pas encore atteint les muscles, et leurs fibres se contractent parce qu'elles sont irritées. Les courants de l'atmosphère suffisent pour exciter la contraction musculaire quand ces courants lèchent la coupe récente d'un muscle vivant. Le contact du couteau est un excitant bien plus énergique encore. Une piqûre, un toucher, l'action d'un corps chimique, l'électricité surtout sont des causes déterminantes de la contraction des muscles, ce sont des excitants de la contractilité.

La nature nous dévoile ainsi ses moyens. Les muscles étant donnés avec leur contractilité en puissance, il lui suffira d'employer un moyen d'excitation instantanée pour produire les mouvements les plus intenses, les plus complexes, les mieux ordonnés. Ce moyen naturel est un acte nerveux sur lequel je dois maintenant vous donner quelques détails.

La dissection minutieuse et délicate des fibres d'un

muscle fait reconnaître dans chacune de ces fibres une plaque dont la forme et la texture diffèrent du reste. A cette plaque, on voit aboutir un filament blanchâtre dont l'étude a permis de constater la nature. Ce filament est un filet nerveux ; il en existe un très-grand nombre pour chaque muscle un peu volumineux. Ce filet n'a pas la direction générale des faisceaux musculaires, il leur est oblique ou même perpendiculaire ; puis il sort du corps musculaire, et se réunissant à d'autres filets nerveux, mais sans se confondre avec eux, il remonte vers la colonne vertébrale le plus souvent, ou directement vers le cerveau, et là il se perd en pénétrant dans la masse. Je dis qu'il se perd, c'est un tort, car il ne s'égare aucunement. Tout-à-l'heure, au conctact d'autres filets nerveux, il ne se confondait pas, son action restait indépendante ; en pleine masse nerveuse, il ne perd pas davantage son individualité, mais, continuellement isolé par un artifice admirable, il vient aboutir sans changement de texture à un corpuscule aujourd'hui connu sous le nom de cellule centrale excito-motrice.

On ne connaissait autrefois que le nerf, et on donnait au nerf une action très-importante : celle de déterminer la contraction musculaire. Il est prouvé aujourd'hui que le nerf en filet n'a d'autre action que de conduire un acte qui n'émane pas de lui. L'acte de motricité est l'œuvre de cette cellule dont je vous parlais tout-à-l'heure ; le filet nerveux porte seulement jusqu'à la fibre musculaire l'excitation déterminée par la cellule nerveuse. C'est tout-à-fait l'analogue d'une machine télégraphique. C'est la machine qui détermine le passage et les interruptions du courant, c'est la machine qui fait la dépêche, le fil n'y change rien, il transmet simplement d'un point à l'autre.

C'est bien, me direz-vous, je conçois que la contractilité du muscle attend l'excitation de la cellule nerveuse motrice, et que le nerf ne fait que conduire l'excitation de la cellule nerveuse jusqu'à la fibre musculaire ; mais qu'est-ce qui décide la mise en acte de cette cellule excitatrice ? Cette question est très-juste, elle arrive même en son temps, et j'y réponds immédiatement.

Certainement, la cellule nerveuse motrice n'est pas toujours un acte continu d'excitation ; d'autre part, la continuité entre le muscle et la cellule motrice par l'intermédiaire du filet nerveux, ne cesse à aucun moment d'être intime et prête à l'action ; il faut donc à l'action intermittente de ce système une cause intermittente qui la détermine. Il s'agit de connaître cette condition nouvelle de l'exercice des mouvements.

Deux ordres de causes déterminantes décident l'excitation motrice des cellules nerveuses : les unes son indépendantes de la volonté, les autres y obéissent.

Les causes déterminantes involontaires étant les plus simples et les mieux connues, c'est par elles que je vais commencer cette exposition ; je renverrai même à une des leçons suivantes l'exposé des influences volontaires ; je ne pourrais en parler d'une façon intelligible dès ce moment.

Je dois parler de la sensibilité dans la leçon prochaine seulement, mais chacun a une connaissance suffisante de la sensibilité, et l'on pourra me comprendre dès aujourd'hui quand j'affirme que la cause déterminante de la mise en acte de motricité des cellules nerveuses réside dans un acte de sensibilité préalable, accidentel lui-même et commandé tantôt par des actions intimes, tantôt par l'action extérieure.

Je m'explique. En examinant la cellule motrice au milieu des centres nerveux, on voit sur un point de sa périphérie un filet nerveux autre que celui qui va au muscle. Si l'on suit ce nouveau filament, il conduit généralement à peu de distance, à une cellule nerveuse nouvelle, plus petite que la cellule motrice et toujours placée dans une partie grise de la moelle ou du cerveau. Cette cellule est une cellule sensitive. Elle est établie de telle façon que par un filet qui s'éloigne d'elle et qui va se perdre à la superficie de nos organes, elle reçoit médiatement toutes les impressions que l'extérieur peut exercer sur nous. Toute pression, tout pincement, tout tiraillement, tout choc, toute cause amie ou ennemie qui s'applique soit à notre peau, soit à nos muqueuses, soit même à l'intimité de nos tissus, détermine un ébranlement du filet nerveux sensible de la région, cet ébranlement aboutit à la cellule sensitive centrale, et c'est cette cellule sensitive qui détermine l'entrée en acte de la cellule motrice.

Cela se fait très-bien sans conscience, tout-à-fait automatiquement.

Et c'est heureux, car si nous avions dû tout gouverner librement et conscientiellement dans nos actes intimes, le désordre eût été la règle comme dans les faits où notre volonté a le gouvernement de la machine.

Nous avons donc maintenant la clef de l'intermittence de la contraction musculaire, cette contraction attend l'œuvre de sensibilité qui la rend nécessaire. Et comme la sensibilité n'est qu'accidentellement éveillée, la contractilité elle-même n'est qu'accidentelle et subordonnée.

Mais ce n'est pas seulement le monde extérieur qui nous met en acte sensitif; ce sont aussi bien les corps étrangers que la respiration entraîne dans le poumon, ou ceux qui pénètrent dans le tube digestif, ou le passage du sang dans les vaisseaux, ou la présence des produits de sécrétion dans les organes qui les engendrent, ou le travail musculaire lui-même qu'un nerf sensible est chargé de constater et mesurer.

Cette sorte de motilité musculaire involontaire gouverne tous les actes de la vie végétative et tous les actes automatiques ou instinctifs.

L'organisme nerveux de cette motilité involontaire est disséminé dans les ganglions nerveux sympathiques, ou même rassemblé dans la longueur de la moelle épinière ou dans la masse cérébrale.

L'action volontaire de la motricité ne diffère pas essentiellement de l'action de motricité involontaire ; ce sont les mêmes éléments organiques en corrélation.

Il y a seulement dans ces derniers des actes nerveux intermédiaires très-importants, et c'est à cause de ces actes intermédiaires qu'il me semble bon d'en réserver l'étude.

Nous résumerons cette première partie, un peu difficile, par ces quelques propositions.

Nos mouvements généraux ou partiels sont produits par nos muscles.

Nos muscles ont la propriété de se raccourcir quand ils sont excités à cela.

Ils sont excités à se contracter par une action propre de la cellule motrice reliée au muscle par un filet nerveux simplement conducteur.

La cellule motrice est excitée elle-même par une cellule sensitive qui s'y relie par un filet central.

Enfin, la cellule sensitive entre en acte quand des impressions périphériques lui sont transmises par les filets nerveux de la sensibilité.

DEUXIÈME PARTIE.

Mouvements combinés.

Dans la première partie de ma conférence je me suis donné la tâche de vous faire connaître le mécanisme élémentaire d'un mouvement musculaire simple. Le côté anatomique et physiologique de cette leçon serait entièrement traité, si nous n'exécutions que des mouvements simples ; mais nos mouvements musculaires ne sont nullement simples, ils sont tous associés soit dans un ordre simultané, soit dans un ordre successif; ils sont combinés très-diversement et quelquefois d'une façon très-complexe. Il faut que je vous fasse connaître les conditions anatomiques de ces véritables fonctions nouvelles.

Je commence par les actions des muscles à fibre lisse, c'est-à-dire par les muscles de la vie involontaire.

Les mouvements de ces muscles, avons-nous dit, sont lents et d'une certaine durée; la plupart du temps ces muscles sont chargés de propulser des matières molles ou fluides dans un sens déterminé et dans une mesure donnée. Pour cela ils exécutent par zone successive des mouvements intermittents et alternes; il en résulte ce que l'on est convenu d'appeler des mouvements vermiculaires ou péristaltiques. C'est par cette espèce de mouvement que les aliments ingérés sont remués dans l'estomac, puis poussés successivement et de proche en proche dans toute la longueur du tube intestinal.

Voici comment cette fonction musculaire s'accomplit.

Le bol alimentaire que nous ingérons a une certaine consistance, une certaine composition salivaire ou culinaire, une certaine constitution chimique. Ce bol, par toutes les qualités qui lui appartiennent, impressionne les filets nerveux sensibles de la muqueuse stomacale. Chaque impression est transmise aux cellules sensitives correspondantes qui se trouvent dans le ganglion sympathique voisin. Ces cellules sensitives ordonnent la contraction des parois musculaires de l'estomac dans le sens favorable à la rétention des aliments dans la cavité de cet organe.

Mais plus tard, quand l'action dissolvante du suc gastrique a été assez prolongée, la matière alimentaire a changé de qualités sensibles; elle impressionne d'autres filets nerveux, ceux-ci portent l'impression nouvelle à d'autres cellules sensitives, et ces cellules sensitives excitent d'autres cellules motrices, et alors les mouvements musculaires de l'estomac qui commençaient tout-à-l'heure vers le pylore, en se propageant à gauche, vont commencer à droite en se propageant vers le pylore et décider d'une part l'ouverture de ce sphyncter, et d'autre part le passage du chyme dans les premières parties de l'intestin.

Comment s'explique cette contraction par zones successives? Je ne doute pas que ce ne soit par un acte de sensibilité successif lui-même, que cet acte de sensibilité soit déterminé par l'acte contractile, ou qu'il soit déterminé par le passage successif des matières au contact des zones de la muqueuse.

Vous m'entendez parler de contractilité involontaire, et je vous en ai expliqué le mécanisme; vous m'entendez aussi parler de sensibilité dont nous n'avons aucune conscience; ne vous étonnez pas de ces affirmations. Il y a réellement une sensibilité inconsciente de même nature que celle dont la conscience est avertie; ce n'est pas par leur constitution même que les cellules sensitives sont conscientes ou non. Je m'étendrai plus longuement sur ce sujet dans nos dernières conférences. Il me suffit de vous faire comprendre les mouvements successifs et sériels que nous présente l'organisme végétatif de l'homme.

Les mouvements de l'intestin ne s'expliquent pas autrement que ceux de l'estomac. On expliquerait encore de même les mouvements des urétères, ceux des vaisseaux sanguins contractiles, ceux des vaisseaux lymphatiques, enfin tous les mouvements des canaux par lesquels s'écoulent les produits de nos glandes.

La vessie et en général toutes les poches contractiles n'exécutent pas de mouvements péristaltiques, mais une contraction totale dont le but est le rétrécissement, puis l'effacement complet de leur cavité.

La vessie, le rectum, l'utérus ont à vaincre des sphyncters puissants; leur force musculaire isolée serait incapable de vaincre la tonicité de ces anneaux protecteurs; alors ces organes reçoivent le secours des muscles volontaires de l'expiration qui produisent ce qu'on appelle l'effort.

Nous voyons ici une association entre des muscles de la vie végétative et les muscles puissants de l'effort volontaire.

La conscience que nous avons de ces actes ne change rien au mécanisme qui les établit, et je vais vous montrer encore ici que la sensibilité est toujours la cause ordonnatrice et excitatrice de ces actes musculaires simples ou associés.

L'urine n'est pas un liquide qui, chez l'homme en santé lui-même, ait toujours le même caractère. Tantôt elle peut séjourner dans la vessie, sans nous donner la sensation que nous appelons le besoin de l'expulser; tantôt ce besoin se fait sentir impérieusement, bien que la quantité contenue dans l'organe soit peu considérable. La vessie apprécie mieux que la science ce qu'elle peut conserver, ce qu'il faut qu'elle rejette. Alors ses nerfs sensibles transmettent leur impression aux cellules sensitives des derniers ganglions sympathiques; ces cellules sensitives en communication dans les mêmes ganglions avec des cellules excito-motrices mettent ces dernières en action, et cette action est rapportée par d'autres nerfs aux muscles qui composent les parois vésicales. Cette première action est lente dans son exécution comme les actions gouvernées par les nerfs ganglionnaires; cependant, un effort se produit, le sphyncter commence à se laisser distendre; alors cette distension, ou bien le contact de l'urine sur une partie voisine du sphyncter, avertit des cellules sensitives placées dans toute la hauteur de la moelle épinière, et immédiatement, avec la rapidité qui appartient aux actes de la vie volontaire, tous les muscles de l'expiration et de l'effort se mettent en activité pour aider la vessie à vaincre l'obstacle que par elle-même elle n'eût pu détruire.

Ici la sensibilité qui excite l'effort d'expulsion est conscientielle; mais, chose singulière, l'effort des muscles volontaires est quelquefois impérieux et fatal dans ces associations dont je vous donne un exemple. Ainsi, dans le travail de la parturition, la volonté serait impuissante à lutter contre la détermination automatique de l'effort.

Cela vous amène à conclure une chose qui nous arrêtera dans les leçons suivantes : c'est la séparation absolue et complète de la volonté en dehors de l'organisme excitateur des muscles, organisme complet par lui-même.

Nous avons ici, en passant, un exemple de besoin impérieux et dominateur. Nous étudierons plus complétement ces sortes de faits dans une leçon suivante.

Je viens de vous donner un exemple, entre mille, de l'association des actes végétatifs avec les actes de la vie volontaire. Il en existe une multitude d'autres : la toux, l'éternuement, le moucher, le cracher sont des actes complexes, où les muscles de la vie volontaire sont excités par un acte de sensibilité souvent inconscient qui se passe à la surface des muqueuses pulmonaire, nasale ou pharyngienne, et qui s'accompagne dans le poumon ou dans l'arrière-gorge de mouvements automatiques dont nous n'avons nullement conscience.

Je veux, en terminant, analyser avec vous un mouvement complexe borné aux muscles volontaires. Je le prendrai dans un de nos actes les plus communs et les plus simples en apparence. Soit, si vous voulez, l'action d'écrire.

J'élimine dans cet acte l'action des muscles du tronc qui nous soutiennent sur notre chaise; puis celle des muscles du côté gauche qui nous font pencher légèrement le corps du même côté; puis les contractions antagonistes et parfaitement balancées entre les muscles de l'épaule et du bras gauche, contractions au moyen desquelles nous donnons à ce bras une situation fixe, afin qu'il puisse servir comme d'étai à notre corps. J'élimine tous les mouvements des muscles du cou, au moyen desquels la face suit la pointe de notre plume dans sa marche en travers du papier; j'élimine encore tous les mouvements si admirablement combinés des yeux, simultanément l'un en dehors, l'autre en dedans pour maintenir les pupilles en face des traits que la main trace successivement de gauche à droite sur le papier; j'élimine enfin tous les mouvements de la respiration que l'action d'écrire modifie néanmoins d'une façon très-appréciable. Je ne m'occupe que des mouvements qui se passent dans le membre supérieur droit.

Dans cet exemple, ainsi réduit, j'espère encore vous démontrer un grand nombre d'actes musculaires balancés et combinés, et vous prouver toujours que ces coordinations admirables ont pour cause des actes de sensibilité préalablement ordonnés, associés et combinés.

En effet, dans l'acte d'écrire, borné au rôle du membre supérieur droit, voyez que d'actes musculaires simultanés et combinés! Les muscles du bras soutiennent tout le membre, bien que d'une façon incomplète. Les muscles fléchisseurs de l'avant-bras et les extenseurs se contractent alternativement; les extenseurs, lentement, pour porter l'avant-bras doucement vers le côté droit du papier, les fléchisseurs pour ramener rapidement la main au commencement d'une ligne suivante vers le côté gauche. Pendant ce temps, les muscles qui portent le petit doigt en dehors de l'axe général de l'avant-bras se maintiennent en contraction, de manière à produire un angle sous le poignet; la main repose légèrement sur le bord du petit doigt et de l'annulaire. En même temps, la plume est saisie entre le pouce, l'index et le medius; cela se fait par une contraction antagoniste des muscles fléchisseurs du pouce et des deux autres doigts indiqués. Mais, sans changer cette action de pincement continu, ces trois doigts sont mus en commun par des contractions alternatives des fléchisseurs et des extenseurs des doigts, tous muscles placés à l'avant-bras. Enfin, il existe des contractions de tous les muscles placés à la paume de la main ou entre les os dont les doigts sont les prolongements.

Comptez maintenant, si vous le pouvez, le nombre de fibres musculaires qui se contractent dans l'acte d'écrire;

comptez les ordres de contraction antagoniste à chaque instant produits et renouvelés, et comptez, enfin, les actes sensitifs et moteurs produits ou transportés par les nerfs.

La plume, par son contact, détermine les premiers actes de sensibilité qui sollicitent les mouvements; ces différents mouvements, constatés par un acte de sensibilité musculaire, s'appellent l'un l'autre, comme nous le constatons en écrivant les yeux fermés ; mais le plus souvent, après les premiers actes de sensibilité suscités par le contact de la plume, les autres actes de sensibilité émanent de l'œil. L'œil suit le dessin changeant successivement tracé sur le papier, et c'est de l'œil que partent les impressions dont l'excito-motricité viendra se réaliser dans les cellules motrices du bras et de l'avant-bras, cellules motrices placées dans la section cervicale de la moelle épinière.

Aller plus loin dans cette étude analytique serait fatigant pour vous autant que difficile pour moi. J'en ai, je l'espère, assez dit pour vous démontrer que nos actes réels, même ceux qui nous semblent les plus simples, sont composés d'un nombre prodigieux d'actes indépendants, et que toujours la sensibilité, soit intime, soit du dehors, suscite, gouverne et coordonne nos actes musculaires.

C'est assez sur ce sujet aride, quoique si intéressant, de la physiologie des mouvements. Je vais maintenant aborder le côté pratique et applicable de ces révélations scientifiques.

TROISIEME PARTIE.

Corollaires pratiques.

Tout-à-l'heure, dans les deux parties précédentes de cette conférence, je vous ai indiqué très-brièvement les éléments de la motilité musculaire et j'ai essayé, après une simplication très-considérable, de vous faire saisir l'enchevêtrement des actes simultanés et successifs dont l'ensemble est nécessaire à l'action d'écrire. Il me semble bon de m'arrêter un peu sur ce point pour vous dire que tous nos actes réels : la station, la marche, tous les travaux manuels de l'artisan, la parole elle-même, cette manifestation sublime de la pensée, sont ainsi composés d'actes élémentaires pour ainsi dire à l'infini. La vie normale n'a pas d'autre explication, la maladie non plus. Vous voyez quelle habitude et quelles connaissances il faut pour embrasser rationnellement l'horizon de la santé ou celui de la maladie. Cela vous permet de comprendre le léger sentiment de sécheresse et de raideur qui se montre dans nos paroles, à nous praticiens, quand nous entendons s'interposer à nos explications, les explications aventurées même des gens les plus intelligents. Cela vous explique encore l'habitude généralement prise par les médecins, d'ordonner sans donner les motifs sérieux de leur conduite. La médecine marchant rationnellement dans la pratique, est certainement l'art le plus difficile que l'homme puisse exercer, parce que la science de la vie réelle et conscrite est la plus complexe et la plus ardue de toutes les sciences. Cette remarque toute fortuite ne me paraît pas inutile dans un cours d'hygiène.

L'exercice musculaire est nécessaire à la santé. Je vous ai dit que la matière intime de la fibre musculaire changeait notablement de nature pendant la contraction ; il semble certain que ces changements chimiques de nos humeurs par la contraction musculaire sont nécessaires à la bonne constitution du sang et à la complète élimination par les reins. L'exercice musculaire proportionné à son tempérament, à son âge et surtout à son régime, est la meilleure manière d'éviter les altérations humorales qui constituent la goutte, la gravelle et tout ce qui en dépend.

Chez les personnes dont la constitution ne permet pas

chez elle l'évolution goutteuse, il se produit d'autres accidents dont le principal est l'hydrémie et la faiblesse générale. Vous savez que l'hydrémie est cette maladie dans laquelle l'eau surabonde dans le sang, pendant que les globules manquent ; c'est un excès proportionnel d'eau. Le manque d'exercice musculaire favorise cette maladie, surtout chez les enfants, chez les pubères et chez les femmes. Et cela se conçoit, car c'est surtout pour son action sur les muscles que le sang a besoin de fer et de globules rutilants, si le manque d'exercice diminue habituellement ce besoin, les organes préparateurs des globules s'habituent eux-mêmes à n'en préparer que fort peu. C'est de là que vient le manque habituel d'appétit des hydrémiques. D'autre part l'action musculaire dégage de la chaleur, excite par conséquent les circulations intimes et la circulation générale. Les déplacements musculaires secouent et compriment mécaniquement les tissus mous de leur voisinage. De là tout un ensemble d'énergies contractiles, demandé au cœur et aux vaisseaux, imposé au poumon par les efforts répétés. De là une tension énergique du sang dans tout le système circulatoire, et nous savons que ce degré notable de tension du sang est nécessaire aux sécrétions de la peau et des reins. Par l'exercice musculaire nous excitons le dépouillement des fluides surabondants ; par le manque d'exercice, au contraire, les tissus en regorgent au détriment de l'énergie générale.

Certaines professions nous exposent aux désordres qui résultent du manque d'exercice musculaire. A ces professions la gymnastique n'est pas seulement un plaisir, c'est une nécessité de premier ordre. Les rentiers, qui vivent bien toujours, sont à peu près fatalement condamnés à la goutte, si surtout cette vie douce et succulente commence de bonne heure.

C'est pourtant cette vie du rentier qu'envient passionnément l'ouvrier et l'artisan. Que de fois n'ai-je pas été témoin de leur haineuse jalousie ! Quand j'entends ces plaintes, je ne puis me défendre d'une révolte ouverte, et je m'écrie en parlant à ces envieux : Que demandez-vous dans votre ignorance mal inspirée ? Vous avez une excellente santé, votre appétit assaisonne heureusement les aliments abondants que vous prépare votre épouse ; chez vous toutes les fonctions se font dans l'ordre, et un sommeil sans rêves répare vos fatigues en une nuit. Vous transformez les produits de la nature, vous façonnez à votre volonté les pierres et les métaux ; dans votre main naissent à chaque instant des merveilles toujours nouvelles. A la fin du jour, c'est à peine si vous sentez les fatigues que l'habitude vous a rendues légères, et de temps en temps vous avez un jour entier pour vous délasser dans des plaisirs de votre choix. Croyez-moi, votre régime est plus digne d'envie que celui du rentier. L'ennui le poursuit, la douleur le cloue sur un lit isolé, l'impuissance qui le lie est invincible, sa vie monotome le fatigue sans relâche ; il se rejette dans les plaisirs de la table, les seuls qui lui donnent une société dans quelques amis désœuvrés, mais chaque plaisir nouveau lui décoche un nouveau trait, jusqu'à ce qu'il arrive, perclus et désespéré, au terme d'une vie inutile.

Est-ce le savant qui travaille chaudement dans son cabinet, dont vous enviez l'existence? Il travaille, dites-vous, à l'abri des injures de l'atmosphère, ou des dangers des machines. Ah oui, mais vous ne savez guère au prix de quelles fatigues, au prix de quelles déboires les savants ont conquis les vérités dont vous profitez. La science est un martyrologe. Le savant paie de son bonheur et souvent de sa vie, quelquefois de sa raison, chose plus horrible encore ! l'honneur insigne de faire avancer d'un pas l'humanité sur la voie du progrès.

Assurément, le travail manuel peut être excessif, soit dans son intensité, soit dans sa durée, soit dans sa continuité, soit dans sa nature, soit encore par les milieux où il est fourni. Les besoins de l'humanité sont si grands, ils se multiplient si rapidement qu'on ne peut les satisfaire que par des travaux fatigants et même quelquefois dangereux! Mais heureusement les inventions se multiplient, les mécanismes se perfectionnent, l'intelligence et la bienveillance des patrons s'ingénient à chercher pour les ouvriers les meilleures conditions du travail. N'est-ce pas dans cette intention que nous voyons se réunir ici l'élite de cette cité industrielle?

Je crois pour ma part remplir vos vœux, à la fin de cette leçon déjà longue, en vous communiquant mes pensées sur le choix des professions, et sur les lois qui gouvernent les habitudes pratiques.

L'habitude est une faculté trop considérable de l'homme pour que je ne donne pas à ce sujet tout le développement qu'il comporte. Dans une conférence prochaine, je devrai parcourir ce sujet comme le meilleur préambule d'une étude de la mémoire. Je veux seulement aujourd'hui vous parler de l'habitude musculaire.

Tout le monde sait ce que c'est que l'instinct, cette institution providentielle des organismes par suite de laquelle, sans étude préalable, sans effort d'intelligence ou d'attention, d'une façon sûre et immanquable dans ses moyens, l'animal surtout et l'homme lui-même parviennent à exécuter dans la mesure et dans l'ordre les actes les plus délicats et les plus importants.

L'instinct n'est que le jeu harmonique d'une sensibilité toujours prête, suscitant régulièrement des actes musculaires parfaitement coordonnés. C'est le mécanisme élémentaire du mouvement établi par la nature même à un degré complet de perfection, dans certains compartiments organiques dont l'action n'aurait pu permettre les lenteurs de l'éducation ou l'hésitation des premiers exercices.

L'homme est de tous les animaux le plus mal doué au point de vue des instincts. L'ordonnateur de l'univers ne lui a pas donné en vain le précieux don de l'intelligence; c'est ce don suprême qui le condamne au travail.

Mais si, pour chaque acte séparé, l'homme était toujours condamné à l'application complète de ses facultés intellectuelles, sa vie fût devenue une peine indéfinie, il eût eu bénéfice à rejeter le fatal cadeau de l'intelligence. Heureusement il peut acquérir l'habitude; l'habitude que la sagesse des nations a heureusement appelée une seconde nature.

L'habitude s'acquiert par l'exercice.

Dans chaque art manuel ou somatique, les premiers exercices sont difficiles et pénibles; ce n'est pas trop de l'application intense de toutes nos facultés supérieures et de toute l'attention dont nous sommes capables pour diriger notre langue, nos lèvres, nos bras et nos doigts. Vous qui voulez devenir habiles, ne vous découragez pas, reprenez les mêmes exercices, reprenez-les encore, reprenez-les sans cesse; bientôt vous serez étonné de l'œuvre de vos organes, vous n'aurez plus besoin d'y songer, vous exécuterez les opérations les plus difficiles comme en vous jouant, vous vous sentirez maître des difficultés, vous constaterez en vous l'habileté, et avec l'habileté vous recueillerez le plaisir, vous acquerrez le vrai mérite, vous aurez un rôle avantageux dans la société, vous aurez la satisfaction légitime que donne à tout homme de cœur la conscience d'être utile à ses semblables.

Que se passe-t-il donc en nous lorsque nous acquérons une habitude? Avons-nous développé un organisme sensible et contractile qui n'existait pas? Avons-nous créé en nous quelque compartiment nerveux nouveau? Rien de tout cela, Mesdames et Messieurs; mais l'exercice a l'heureuse propriété de suractiver la nutrition; la texture des parties se consolide; les fonctions conditionnelles des actes musculaires, circulation et mobilité, se complètent et s'harmonisent, il en résulte un état de perfection organique qui explique la liberté fonctionnelle dont l'habitude est le témoignage.

L'éducation, et surtout l'éducation professionnelle, doit

donc se proposer d'instituer en nous les habitudes utiles. Elle doit avoir pour but non moins important d'empêcher les habitudes mauvaises, ou de les détruire, si par malheur elles existent.

C'est là précisément que résident la grandeur et le mérite de l'idée qu'a eue la Société Industrielle de Reims de fonder une Ecole professionnelle. Soyons heureux de voir cette idée patronée par l'autorité administrative; elle ne peut que gagner entre les mains de celui qui a, en même temps que l'intelligence et le vouloir, le pouvoir de la mettre à exécution.

Le hasard préside trop souvent au choix des professions. Et cependant les aptitudes sont bien dessinées. Il faut étudier les aptitudes des enfants et les diriger en conséquence. Ils devraient rencontrer dans un bon système d'initiation les épreuves multiples et variées qui leur permettraient de se révéler à eux-mêmes et à ceux qui les dirigent. Une Ecole professionnelle aurait cet heureux résultat. Nous ne verrions pas tant de victimes d'un mauvais choix professionnel; tant de talents inconnus; tant d'individus déclassés; tant de malheureux découragés ou vaincus par la misère.

DEUXIÈME CONFÉRENCE.

—

HYGIÈNE DE LA SENSIBILITÉ.

AVANT-PROPOS.

—

La Fontaine a dit : « Ne forçons pas notre talent, nous ne ferions rien avec grâce. » Cette leçon m'est toujours présente à l'esprit.

Des personnes intelligentes croient qu'un cours d'hygiène approprié au but que la Société Industrielle s'est proposé, devrait rappeler tout simplement les préceptes applicables à la bonne conservation du corps. Ces préceptes devraient s'embellir de quelques traits d'esprit heureusement préparés, heureusement énoncés. L'attention de l'auditoire devrait toujours être facile. On devrait trouver ici un délassement en même temps que de bons conseils.

Je trouve pour ma part qu'un cours ayant ce caractère ne manquerait ni de mérite, ni d'attrait.

Mais pour cela, il faut un talent que je n'ai pas, un talent que j'imiterais fort mal, aussi mal que le héros de la fable de La Fontaine imitait son charmant émule.

Sans forcer mon talent, et sans oublier toutefois de vous être pour le moins utile, je crois devoir profiter de l'occasion qui m'est offerte de rectifier au nom de la physiologie, un certain nombre d'erreurs extrêmement répandues et de vous prouver un certain nombre de vérités indispensables.

Aujourd'hui, d'ailleurs, la philosophie ne reste plus confinée dans un rôle de spéculation pure ; elle fait mille tentatives pour gouverner les actes des hommes.

Ma pensée est que la médecine devrait être au moins consultée. Tout le monde croit connaître l'homme, et chacun se juge en mesure de déterminer les lois de ses actes. Je veux, en m'adressant à vous, vous faire toucher du doigt l'insuffisance des opinions qui sortent des tribunes et des journaux, et la nécessité qu'il y a de passer par le chemin de l'observation et de l'analyse en s'aidant des découvertes accomplies aujourd'hui par la science physiologique.

Est-ce que l'on peut sérieusement me reprocher de sortir alors de l'hygiène ?

Quels sont donc les actes organiques qui ne soient pas des fonctions, et quelles sont donc les fonctions qui soient en dehors des préceptes médicaux aussi bien pour la santé que pour la maladie ? N'est-il pas légitime d'opposer à la médecine mentale qui se propose la guérison des maladies mentales, l'hygiène mentale, qui se propose la connaissance et la conservation de la santé intellectuelle, sensitive et volontaire ?

PREMIÈRE PARTIE.

Sensibilité observatrice ou expérimentale, autrement dit : Sensorialité.

MESDAMES, MESSIEURS,

Dans notre dernière conférence, nous nous sommes entretenus des mouvements musculaires. J'ai tâché de vous faire connaître l'organisme élémentaire du mouvement; j'ai essayé ensuite d'analyser avec vous un acte musculaire très-ordinaire, afin d'arriver à vous donner de nos actes réels une idée vraie, c'est-à-dire de vous faire comprendre que le moindre de nos actes réels est une combinaison complexe à l'infini d'activités distinctes, simples et indépendantes; j'ai ensuite indiqué les corollaires hygiéniques relatifs aux mouvements.

J'ai dû anticiper nécessairement sur le sujet des conférences suivantes, en vous démontrant que le mouvement qu'on se plaît à considérer chez l'homme comme la meilleure preuve et la preuve la plus directe de sa spontanéité, le mouvement musculaire est toujours subordonné. Nous l'avons même vu, jusqu'à présent, toujours subordonné à la sensibilité, c'est-à-dire à la faculté passive par excellence des philosophies surannées qu'il serait bien temps d'abandonner à jamais.

Je vais aujourd'hui reprendre ce sujet de la sensibilité pour l'étudier méthodiquement à la lumière de l'anatomie et de la physiologie, car je n'oublie pas que je n'ai la parole ici que comme médecin, et que j'ai à faire non de la philosophie, mais de l'hygiène.

Cet immense domaine de la sensibilité exigera au moins deux conférences. J'ai cherché alors à le partager, et pour obéir à la marche progressive que je me suis tracée vers la connaissance des actes personnels complets de l'homme, voici la division que j'ai cru devoir accepter.

Dans cette première conférence, je me propose d'étudier les actes de sensibilité qui fournissent nos perceptions et donnent à la partie intellectuelle de notre être tous les éléments de ses élaborations. J'ai cru devoir m'occuper d'abord de cette branche de la sensibilité, parce que ses actes sont complets dès la perception et qu'ils peuvent ne susciter aucun acte de motricité subséquente. C'est proprement la sensibilité de l'observation, de l'expérience et de la représentation par le langage.

Dans la conférence suivante, nous étudierons les formes de la sensibilité impulsive.

La vie de l'homme n'est possible que dans un milieu déterminé. Peut-être n'est-elle possible que sur cette terre dans notre système solaire particulier. Mais elle n'y a pas même toujours été possible ; il a fallu que ce globe s'enveloppât d'une couche atmosphérique à peu près pure, au degré même où nous l'observons pour que l'homme pût y naître, y vivre et s'y perpétuer. Il a fallu que le sol dénudé fût successivement envahi par les eaux et se couvrît de limon fertile pour donner la vie et les fruits aux plantes et la pâture aux autres animaux dont l'homme fait sa nourriture ou les compagnons de sa destinée.

Aujourd'hui même le milieu extérieur ne nous est pas moins nécessaire qu'au premier homme, et nous avons, plus que lui, le besoin d'une société humaine, déjà riche d'acquisitions civilisatrices, pour parcourir la carrière que nous trace la nature même de nos facultés.

Si l'homme a un tel besoin, une telle nécessité d'un milieu naturel et humanitaire, c'est qu'il reçoit des éléments de ces milieux des communications indispensables et qu'il rend lui-même à ce milieu l'équivalent élaboré de ce qu'il en a reçu.

Ces communications réciproques qui permettent l'individualité, sans détruire la dépendance, et qui font de l'homme lui-même une partie constitutive et la plus noble de l'univers, ces communications s'établissent vers l'homme par le moyen de parties très-complexes, très-anciennement connues sous le nom d'organes des sens.

Nous allons donc étudier les sens.

Dans une première section, nous étudierons les sens au point de vue anatomique; nous montrerons les éléments nombreux qui constituent chaque sens; nous établirons par quelle partie chaque sens se met en communication immédiate avec l'extérieur, et par quelle autre partie il communique avec la conscience.

Dans une seconde section, nous nous occuperons des troubles ou des déviations actives des sens, et nous indiquerons les remèdes à apporter soit à leurs difficultés d'exercice, soit à leurs erreurs manifestes.

Nous terminerons cette conférence en traçant les bornes des témoignages sensoriels; cela me paraît être une excellente occasion de réfuter invinciblement les prétentions exorbitantes du sensualisme et du positivisme qui ne peut s'en séparer.

PREMIÈRE PARTIE.

—

Idée anatomique des sens.

Dans ces derniers temps, un médecin, aussi original qu'indépendant, Gerdy, reprit l'étude des sens, et bientôt il se vit forcé d'en reconnaître un plus grand nombre que l'on n'en a généralement admis. Bien que je reconnaisse des lacunes évidentes dans l'énumération admise des sens, je veux rester d'accord avec la tradition et je n'en admettrai que cinq, qui sont : la vue, l'ouïe, le tact, le goût et l'odorat.

Avant que l'anatomie n'eût pénétré dans les détails et dans l'agencement des nombreuses parties qui constituent l'organe d'un sens, il était difficile et même impossible de se rendre un compte exact de chaque faculté sensorielle ; on voyait l'âme immédiatement avertie par l'impression directe de la lumière, du son, etc. Aujourd'hui, comme j'espère vous le démontrer, il est reconnu que les sensations ne sont pas des actes simples, mais, au contraire, des actes extraordinairement compliqués.

Chaque partie anatomique élémentaire qui entre dans l'organisation d'un sens joue un rôle individuel, et chaque partie différente, soit par nature, soit seulement par disposition, y joue un rôle spécial et irréductible. De telle façon qu'une sensation distincte arrivée à la conscience, n'est rien autre chose que l'acte multiple et complexe d'une immense quantité d'activités diverses associées entre elles dans l'ordre et dans la mesure, et unies encore avec l'activité propre des milieux qui nous impressionnent. Nous voilà bien loin de la définition des philosophies en titre.

Mais il ne faut pas que j'affirme, il faut que je vous montre ces vérités. C'est la tâche que je vais entreprendre et pour laquelle je vous demande indulgence et attention.

L'organe extérieur d'un sens, son organe extra-cérébral est toujours composé de deux parties indispensables. L'une est l'élément essentiel : un nerf dans un appareil approprié ; l'autre est l'élément conditionnel : un appareil sensible et contractile, modulateur de tous les actes accessoires.

Dans le tact, l'organe essentiel est un nerf d'une sensibilité exquise, terminé à la pulpe des doigts par de petites saillies nerveuses qui n'appartiennent qu'à lui et qui se trouvent protégées par des pelotes graisseuses, susceptibles d'une compression très-forte, sans aucune espèce de danger pour leur intégrité anatomique ou fonctionnelle.

L'élément conditionnel, c'est la division des doigts, ce sont leurs mouvements embrassants ou d'opposition entre le pouce et les autres, ce sont les mouvements de l'avant-bras, les mouvements du bras et, dans certains cas, la direction imprimée par l'œil lui-même,

Il y a de la sensibilité tactile partout, mais il n'y a chez l'homme qu'un organe de tact.

Pour que le tact devînt un sens, c'est-à-dire pour qu'il pût envoyer au cerveau des impressions distinctes représentatives des objets réels, il fallait que les extrémités nerveuses tactiles pussent être mises au contact des objets dans différents sens, sur des points différents, et cela dans un temps aussi rapide que la pensée de nos besoins, et voilà la nécessité de son organisme conditionnel.

Dans la vue, l'organe essentiel est un nerf divisé en une infinité de filaments, dont la réunion constitue une membrane appelée rétine. La rétine tapisse la partie postérieure de la coque sphérique de l'œil; la rétine a devant elle un appareil optique parfait, dont la fonction obéit aux lois strictes de la physique.

L'élément conditionnel est extrêmement compliqué : ce sont des appareils érectiles et contractiles en sens opposé, dont les fonctions sont de mesurer à la rétine la quantité de rayons lumineux qui convient à une vue nette et distincte ; de modifier les distances entre les différentes parties qui constituent l'appareil optique placé en avant de la rétine ; de déplacer les axes de l'œil de manière à porter la pupille dans tous les sens à la surface de l'horizon ; de déplacer la tête surtout et même tout le corps, lorsque ces mouvements plus étendus sont nécessaires à l'observation oculaire.

Je pourrais vous montrer dans les autres sens les deux éléments constitutifs que nous venons de constater dans le tact et dans la vue; cela entraînerait des détails difficiles à suivre, quoique chacun ait vaguement observé sur soi-même les mouvements d'inspiration ou d'expiration qui obéissent aux sensations de l'odorat, les mouvements de la langue, des joues et des mâchoires qui obéissent aux sensations du goût.

L'élément conditionnel sensible et contractile de l'ouïe est moins connu, parce que les organes qui constituent cette partie de l'appareil auditif sont placés à l'intérieur de la tête ; mais cet élément n'existe pas moins : la membrane du tympan et son muscle tenseur, la chaîne des osselets et leurs muscles, la trompe d'Eustache, enfin la conque de l'oreille sont les diverses parties qui le constituent. La conque de l'oreille est peu mobile chez l'homme, mais vous savez combien elle est mobile chez les animaux.

L'élément essentiel d'un sens est doué de la propriété exclusive d'être impressionné par un agent particulier du dehors. Mais ce n'est pas une impression quelconque qui suffit à l'établissement d'une sensation proprement dite, il faut que cette impression soit nette, séparée, distincte et précise pour que l'intelligence puisse en faire un moyen de connaissance. C'est par le secours des organes accessoires que les conditions de la sensation régulière s'établissent.

Vous allez mieux comprendre tout cela, je l'espère, si vous voulez bien suivre avec moi l'énumération des éléments successifs qui constituent une sensation, et surtout, si vous voulez bien analyser avec moi les actes simultanés qui se produisent dans chacun de ces éléments successifs de la sensation.

Pour vous aider à suivre plus facilement cette analyse, je prendrai dans l'organe de la vue un exemple de sensation dont l'objet soit défini. Je prends un exemple dans cet ordre de sensation, parce que le sens de la vue est le plus connu de tout le monde et en meme temps le plus complexe.

Soit à distinguer et à reconnaître le clocher connu d'un village dans la campagne.

Voici comment nous procédons. Nous dirigeons nos regards à l'horizon parallèlement à la surface du sol ; nous parcourons un arc de cet horizon en tournant la tête; pendant ce temps, nos yeux interrogent les saillies en passant rapidement sur les objets dont l'image ne répond pas immédiatement au clocher que nous cherchons. Bientôt une apparence, une image concordante avec celle dont nous avons conservé le souvenir se produit sur la rétine et arrête l'attention. Cette fois, il s'agit de transformer une apparence vaguement perçue en une représentation fidèle de l'objet que nous cherchons. Pour cela, nous arrêtons nos yeux sur le clocher, nous les portons dans tous les sens autour de ce clocher pour le distinguer des objets qui l'avoisinent et pour recueillir une série d'images, au moyen desquelles nous réveillons en nous la conscience nette d'une parfaite concordance entre le résultat de l'examen actuel et le souvenir que nous avions dans l'esprit. Alors nous avons nettement reconnu le clocher.

Analysons ensemble ce simple fait.

Il faut des conditions particulières dans le milieu atmosphérique pour reconnaître le clocher : 1° que la distance ne dépasse pas la limite de portée de notre vue ; 2° que l'atmosphère soit suffisamment pure; 3° que la lumière soit assez intense. Je laisse de côté ces conditions extérieures de la sensation, et nous les supposons régulières.

Des rayons lumineux sont réfléchis de tous les points visibles du clocher. Ces rayons tombent en faisceaux multiples de tous les points du clocher sur la surface de la cornée transparente. Ils traversent cette membrane, puis l'humeur aqueuse, puis le cristallin, enfin l'humeur vitrée, et ils viennent frapper la rétine, au-delà de laquelle la lumière ne peut aller.

Au premier moment, l'image est vague et confuse, pour plusieurs raisons : d'abord, parce qu'elle est obtenue pendant un mouvement de la tête, mais surtout parce que l'œil n'a pas eu le temps de s'accommoder pour la vision nette et distincte. Cette accommodation demande un certain temps et comprend plusieurs éléments dont je vais vous faire l'énumération ; ce sont : 1° l'accommodation de la pupille ; 2° l'accommodation du cristallin ; 3° l'accommodation de la rétine.

Vous savez que la pupille est cette ouverture noire que vulgairement on appelle aussi prunelle, et qui tranche sur la couleur de cette zone si diversement colorée et qu'on appelle l'iris. La pupille est une ouverture à travers l'iris ; cette ouverture laisse passer librement la lumière vers le fond de l'œil, tandis que l'iris l'empêche.

L'iris est composé de deux ordres de fibres contractiles et vasculaires tout à la fois ; les unes sont circulaires et rétrécissent la pupille en se contractant ; les autres sont radiées et dilatent la pupille lorsqu'elles se contractent.

Le travail d'accommodation de l'iris consiste précisément dans la mesure convenable de ces deux contractions antagonistes. Cette mesure obtenue, la pupille a une dimension donnée, et cette dimension répond à la quantité de rayons lumineux nécessaires pour la production d'une image nette au fond de l'œil.

Mais par quel mécanisme ce travail si exact d'accommodation de l'iris va-t-il se produire ? Le voici.

Les rayons lumineux, réfléchis par le clocher, vont, comme nous le savons, jusqu'au fond de l'œil ; là, entremêlés avec les filets nerveux de la rétine, existent d'autres filets nerveux dont la fonction particulière est de transmettre des impressions tactiles d'intensité de lumière. Si cette intensité est excessive, l'impression gagne dans le cerveau une cellule sensitive spéciale qui suscite en retour l'action d'une cellule motrice placée sous sa dépendance, et celle-ci agit sur les fibres circulaires de l'iris par l'intermédiaire d'un nerf conducteur.

Si cet ordre de contraction était seul donné, la pupille se rétrécirait outre mesure.

Mais l'iris comprend d'autres fibres contractiles qui, obéissant au grand sympathique, exercent une action dilatatrice continuelle. Ces fibres sont radiées et prennent leurs points fixes à la circonférence de l'iris et leurs points mobiles sur les fibres circulaires, dont l'action rétrécit la pupille. Il résulte de cette double action que la contractilité changeante des fibres circulaires, s'opposant à la contractilité continue des fibres radiées, détermine dans la pupille une mesure qui répond exactement à la sensation nette et en même temps agréable produite par les rayons lumineux à la surface de la rétine.

Si on examine alors l'œil, on voit l'iris faire quelques mouvements alternatifs de resserrement et de dilatation pupillaire, jusqu'à une mesure où il y a un temps d'arrêt correspondant à la dilatation qui convient exactement à la vue distincte du clocher.

Vous voyez ici de nouveau ce que je vous montrais dans la première conférence : des actes de sensibilité précéder toujours et commander les actes moteurs.

Ne croyez pas que, pour bien voir et distinguer le clocher, il va suffire de maintenir la pupille au degré de dilatation primitivement trouvé. Ce serait une erreur, car l'œil s'applique à une multitude de points du clocher, et à chaque point de vue nouveau il y a un travail d'accommodation pupillaire correspondant.

Remarquons que ce travail d'accommodation de l'iris est tout-à-fait en dehors de notre intelligence et même de notre conscience. Aussi les cellules nerveuses qui gouvernent ces mouvements sont-elles en partie agglomérées en ganglions loin du cerveau et tout près de l'œil, pour gagner du temps sur la rapidité des transports, soit de la sensibilité, soit de la motricité.

Il faut que je vous dise ici combien on se trompe quand on se figure que les actes nerveux se produiseut instantanément. L'activité nerveuse est bien éloignée de la rapidité de transport de la lumière, de l'électricité, de la chaleur et du son ; elle ne parcourt que 25 à 30 mètres par seconde. On est parvenu à mesurer cela très-exactement dans ces derniers temps.

Vous connaissez le mécanisme de l'accommodation de l'iris ou de la pupille ; je passe à l'accommodation du cristallin.

Le cristallin est une lentille biconvexe située en arrière de l'iris, entre l'humeur aqueuse placée en avant, et l'humeur vitrée placée en arrière.

En arrivant à la surface antérieure du cristallin, les rayons lumineux prennent à travers cette lentille une direction convergente, et c'est principalement au moyen de cette action physique du cristallin que les rayons, après avoir convergé vers un point, vont ensuite s'étaler de nouveau au contact de la rétine.

La distance exacte à laquelle le cristallin se trouve de la cornée, d'une part, et de la rétine, d'autre part, est une cause très-importante de variations dans les images formées sur la rétine.

L'obliquité de position du cristallin pourrait aussi changer beaucoup son action convergente et l'accommoder à la vision distincte. Reste à savoir si cette obliquité relative de la coupe verticale du cristallin sur l'axe pupillaire est une chose réelle.

La forme même du cristallin, en tant qu'elle est modifiable, peut beaucoup changer les images rétiniennes.

Des organes contractiles agissant sur le cristallin peuvent faire varier un peu et dans la mesure du nécessaire, soit la position du cristallin sur l'axe antéro-postérieur de l'œil, soit peut-être son obliquité, soit même la forme plus ou moins convexe de cet organe, au dire de quelques physiologistes.

C'est là ce que j'appelle le travail d'accommodation du cristallin, travail tout automatique, sur lequel la conscience n'a aucune prise. Il se produit, comme le travail accommodateur de l'iris, par l'intermédiaire de nerfs sensitifs placés dans la rétine, aboutissant à un ganglion extracérébral voisin de l'œil, lequel ganglion agit sur les organes suspenseurs du cristallin au moyen de nerfs moteurs émanés de lui.

Reste le travail accommodateur de la rétine.

La rétine, vous ai-je dit, est l'expansion membraniforme de tous les filaments qui, réunis, constituent le nerf optique. La constitution de la rétine n'est pas identique dans toute son étendue. Il y existe des points plus sensibles, plus énergiquement impressionnables. Il s'agit de diriger l'axe de l'œil de telle manière que l'image de l'objet que l'on considère vienne se produire sur les parties les plus sensibles de la rétine.

Il existe pour cela tout un ensemble de muscles placés dans l'orbite, s'attachant, d'une part, à la partie postérieure de l'orbite sur des points aussi fixes que les os eux-mêmes, et, d'autre part, au pourtour de l'œil et à sa partie antérieure.

Deux muscles meuvent la rétine en sens opposé autour d'un axe vertical; deux muscles la meuvent autour d'un axe transversal; enfin, deux muscles antagonistes la meuvent autour de l'axe antéro-postérieur. Le balancement de ces actions contraires établit la rétine de manière que l'image vient se produire au point le plus convenable.

Ici, comme toujours, ce qui excite et gouverne les mouvements musculaires antagonistes, c'est une motricité émanant de cellules motrices, excitées elles-mêmes par les sensations inconscientes produites dans les cellules sensitives auxquelles aboutissent certains filets sensibles de la rétine.

Mais ici nous nous rapprochons de l'organe de la conscience intelligente et libre.

Tout-à-l'heure, les cellules sensitives et motrices qui gouvernaient les mouvements de l'iris et du cristallin étaient en grande partie rassemblées en ganglions au voisinage de l'œil; ici, les cellules sensitives et motrices sont agglomérées dans un point de la masse cérébrale; l'anatomie les y connaît en deux groupes au moins. D'ailleurs, les cellules sensitives de ces ganglions intra-cérébraux ne sont plus toujours indépendantes de la conscience, et elles excitent des cellules motrices qui peuvent recevoir de la volonté libre l'ordre d'agir à notre gré aussi bien que des ordres purement automatiques ou instinctifs.

Pendant tout ce travail d'accommodation, il faut que les paupières restent ouvertes, que les larmes humectent le globe de l'œil et surtout la cornée transparente. Si la dissémination des larmes n'est point régulière, ou si quelque corps étranger menace de s'introduire, il faut qu'un clignement rapide comme l'éclair se produise; il faut, enfin, que la glande lacrymale produise les larmes nécessaires. Ce sont là d'autres éléments conditionnels de l'exercice de la vue, dont je n'ai pas voulu parler pour ne pas mener trop loin cette exposition déjà longue.

Telles sont les conditions nécessaires à la perception d'une image visuelle régulière.

Il me reste à vous dire ce que c'est que cette perception même.

L'image du clocher régulièrement produite sur la rétine donne une impression aux expansions nerveuses appropriées à cette impression. Par continuité de tissu, cette impression est transmise à un centre spécial de cellules sensitives; ces cellules sensitives se relient par des filets intra-cérébraux aux centres chargés de l'intelligence, de la volonté et de la conscience. Dès-lors, nous avons la perception nette du clocher ; ce qui revient à dire que nous avons conscience de nous-mêmes dans l'état et au moment où nos organes visuels sont en acte, sous l'influence d'une impression particulière émanée du clocher que nous examinons.

Par l'exemple que nous venons de parcourir, vous comprenez le rôle de l'élément essentiel d'un sens ; cet élément est impressionné; l'impression est transmise vers un centre cérébral ; ce centre a la sensation spéciale, et il se relie au centre conscient qui décide la perception. — Vous comprenez aussi le rôle des éléments conditionnels ; c'est par leur action harmonique et concordante que l'acte essentiel peut être régulièrement produit. La sensation distincte, la sensation précise, la sensation intelligible et représentable par le langage exige tout l'ensemble actif dont je viens de vous donner une idée malheureusement trop brève.

Croyez-vous encore que la physiologie puisse accorder à la philosophie que la sensation et que la perception sont des actes simples?

DEUXIÈME PARTIE

—

Exercice normal ou irrégulier des sens.

Dans la première partie de cette conférence, j'ai essayé de vous donner une idée de la constitution anatomique des sens, dans leur élément essentiel et dans leurs éléments conditionnels. Nous avons vu quelle multiplicité d'organes agissent, soit successivement, soit simultanément, pendant le plein exercice des organes sensoriels. Maintenant que nous connaissons l'organisation des sens, nous pouvons étudier avec plus de fruit, non-seulement leur bon exercice, mais leurs troubles et leurs déviations dynamiques. Il nous deviendra facile, chemin faisant, d'indiquer les remèdes à apporter, soit à leurs difficultés d'exercice, soit à leurs erreurs manifestes.

L'exercice méthodique des sens constitue l'observation extérieure, c'est-à-dire la source la plus abondante à laquelle nous puissions puiser la connaissance,

L'observation méthodique est la source des vérités qui se rapportent aux objets réels ; mais l'observation inattentive, l'observation incomplète, l'observation avec idée préconçue et sentiment arrêté d'avance et de parti pris est la source des erreurs les plus préjudiciables et les plus répandues.

Nous puisons à la même source les vérités et les erreurs, les constatations et les imaginations, les démonstrations et les préjugés, les dogmes traditionnels vrais et les opinions absurdes.

C'est de cette source qu'émanent les vrais ou les faux principes sur lesquels s'appuient les institutions sociales, les institutions domestiques et la conduite individuelle.

Il n'y a donc rien de plus important à connaître et à pratiquer que la vraie méthode d'observation.

En quoi consiste cette méthode ? Elle consiste dans le respect des lois naturelles d'exercice de nos sens.

Les conditions de bon exercice de nos sens se tirent de quatre considérations : 1° des milieux ; 2° des éléments conditionnels ; 3° de l'élément essentiel ; 4° de l'attention.

Les milieux sont susceptibles des variations et des désordres les plus marqués ; ces variations et ces désordres peuvent rendre l'exercice des sens plus difficile et même déterminer des sensations fausses. c'est-à-dire incapables de représenter à l'esprit le véritable état des réalités qu'on examine.

Il faut donc nous défier de toute interposition entre les objets et nous. Les intermédiaires ne sont pas plus sûrs en physique que dans les affaires, et malheureusement ils sont encore plus indispensables.

Première règle indispensable : observez le même fait à plusieurs reprises ; dans des temps, sous des aspects différents ; ne retranchez rien et n'ajoutez rien ; comparez vos constatations; si elles ne se résolvent pas dans une identité claire et manifeste, gardez quelque doute, la démonstration sensorielle est incomplète. Une erreur possible admise par vous, vous rendra circonspects et mesurés ; vous ne vous engagerez pas sans restriction dans une entreprise; vous ne retrancherez pas sans réserve vis-à-vis de vos contradicteurs, à plus forte raison devant les juges qui vous demandent un témoignage compromettant contre un frère, peut-être coupable, assurément malheureux.

C'est des éléments conditionnels des sens que nous viennent les plus fréquentes difficultés et les plus nombreuses erreurs d'observation.

Le goût et l'odorat sont des sens dont le but est tout égoïste. Il est rare qu'ils nous donnent témoignage dans 'ordre des vérités communicables. Ces sens ne nous représentent presque rien des réalités ; aussi le langage qui nous sert à exprimer les formes de ces sensations est-il un langage d'emprunt et d'une pauvreté misérable. Ils donnent pourtant lieu quelquefois à des erreurs très-préjudiciables. Songez aux expertises chimiques et aux simples témoignages en matière d'empoisonnement.

L'étude des organes du tact, de la vue et de l'ouïe a bien plus d'importance. Vous suppléerez facilement à mon silence sur tout cet ensemble; le temps m'oblige à restreindre mon étude actuelle à celle de la vue.

Que de sources d'erreurs dans cet admirable organe! Il ne peut tout voir par lui-même. Multiplié dans sa puissance par le télescope et par le microscope, il est encore bien loin de répondre à la grandeur et à la petitesse des réalités qui agissent autour de nous et en nous-mêmes.

Qu'il y ait absence de larmes, la cornée cesse d'être parfaitement translucide; nous voyons les objets comme à travers un brouillard, les mouvements des paupières sont gênés, le travail d'accommodation de la rétine se fait par secousses et d'une manière irrégulière.

Qu'une lésion, même légère, vienne atteindre soit les nerfs qui constatent l'intensité lumineuse, soit leurs cellules sensitives placées dans les ganglions, soit les filets communiquant entre les cellules sensitives et les cellules motrices subordonnées, soit ces cellules motrices elles-mêmes, soit les filets communiquant aux parties contractiles, soit enfin ces parties contractiles elles-mêmes; immédiatement le travail d'accommodation de l'iris ou du cristallin, ou de la rétine est irrégulier ou impossible, et du coup l'observation oculaire est impossible ou entachée d'erreur.

Sans lésion aucune et sur aucun point que de variétés entre les observateurs, s'il s'agit d'apprécier une dimension, une distance, l'immobilité ou le mouvement des objets que l'on observe.

La vue ordinaire, avec les deux yeux en concordance, vient encore compliquer la délicatesse des conditions du fonctionnement régulier de la vue. La plus légère différence d'accommodation dans les deux yeux peut nous faire croire à deux objets là où il n'y en a qu'un.

Toutes ces erreurs sont encore légères dans leur nature, parce qu'il nous suffit de faire des observations d'essai, soit par un seul œil, soit par l'autre alternativement. Quelquefois, en fermant les yeux pour les rouvrir quelques instants après, nous pouvons découvrir des différences notables dans les témoignages du même sens. Nous pouvons, d'ailleurs, et nous devons toujours contrôler un sens par l'application des autres aux mêmes constatations, quand la chose est possible. Nous avons enfin ici l'application des mesures ou le contrôle des autres hommes sur les mêmes faits. Par tous ces moyens, nous pouvons affermir nos connaissances et nous servir des constatations éprouvées pour marcher sûrement vers de nouvelles conquêtes scientifiques.

En dehors de ces épreuves multiples et variées, soyez prudents dans vos affirmations, prenez garde de vous compromettre, et surtout de compromettre les autres.

Nous venons de parcourir un grand nombre de causes d'erreurs; il en reste encore et les plus graves : ce sont les causes qui amènent les rêves, les hallucinations et la folie confirmée.

Supposez une altération légère et encore peu connue des extrémités nerveuses rétiniennes du nerf visuel, vous voyez immédiatement les couleurs s'altérer, ou même, ce qui est pire, se remplacer l'une par l'autre. Ici l'erreur est invincible, les mots fournis par l'usage de tous vont être adaptés par le malade à des sensations différentes, et rien ne pourra le guérir que le témoignage des autres hommes. Mais le témoignage des autres hommes dépasse ici, pour le malade, les limites de son autorité ; je ne puis voir autrement ce que je vois tel ; l'entraînement invincible de notre esprit par l'exacte application de nos sens résiste à toute ingérence étrangère ; et puis les hommes ne peuvent-ils pas se permettre contre moi l'ignoble plaisir de se jouer de moi ? Telles sont les luttes de l'halluciné. Il est bien près d'être fou.

C'est bien pis encore quand une lésion légère, qui permet encore vie et fonctionnement, vient atteindre les cellules sensitives propres, au centre même de la masse cérébrale. Il n'est plus besoin ici qu'un objet extérieur vienne réellement exciter la rétine. Au moment même où les paupières sont le mieux closes, nous voyons des objets qui n'existent même pas, et pour nous, ils sont réels. Détrompez donc le malade! Est-ce que vous ne croyez pas invinciblement à vos sens? Il ne nous reste ici que la ressource de faire comprendre au malade qu'il n'est plus en état de santé parfaite. Et cela même est impossible, la plupart du temps, parce que la cause qui produit les hallucinations agit sur mille autres points pour compliquer le désordre. Tels sont les résultats des fatigues cérébrales excessives, de l'insomnie prolongée, des excès dans les jouissances passionnées, de l'alcoolisme aigu ou chronique, et, accidentellement, de l'ingestion de certains poisons plus ou moins dangereux.

En bonne santé, un homme peut-il être halluciné? J'oserai dire que oui. Expliquez autrement les rêves. Et si, au réveil, le rêve reste dans la mémoire au même titre qu'un fait réel, par quelle voie se dissipera l'erreur de fait?

Que de raisons d'être prudents, lorsque nous n'avons pour autoriser notre conduite que le témoignage personnel de nos sens!

L'attention est la dernière condition nécessaire de l'exercice régulier de nos sens. C'est peut-être du manque d'attention que proviennent le plus grand nombre des erreurs des hommes. Nous aurons sans doute l'occasion de parler plus amplement de l'attention dans les conférences prochaines.

Les quatre séries de conditions que nous venons de parcourir sont nécessaires, et simultanément nécessaires, et harmoniquement nécessaires dans un acte de sensation régulier, dans un acte de sensation qui mérite ce nom. C'est cependant là un des actes prétendus simples de la philosophie encore aujourd'hui la plus autorisée. N'éprouvez-vous pas avec moi quelques doutes sur la légitime autorité de cette philosophie? Je ne veux pas ici sortir de mon sujet; je fais de la physiologie et de l'hygiène, et je ne veux pas faire autre chose. Il m'est pourtant permis de faire remarquer que la multiplicité, que la complexité même existent assurément dans l'instrument organique de la sensation. Cette donnée scientifique, entièrement prouvée, peut gêner la philosophie dans ses allures trop dégagées; c'est à elle de réformer ses déductions, si la science l'y oblige, ou elle risque d'être abandonnée.

L'exercice des sens peut se régulariser par l'éducation méthodique. L'habitude en multiplie la puissance, en avive la finesse. C'est de là que découlent les devoirs de l'éducation et de l'apprentissage. A ce point de vue, les corollaires pratiques des sens exigeraient de nombreux développements. Votre sagacité suppléera à mon silence.

Je veux seulement, avant de nous séparer, examiner avec vous ce que nous pouvons légitimement demander au témoignage des sens.

L'œil est de tous celui qui nous donne, sur les réalités corporelles, les témoignages les plus variés, les plus nombreux, les plus inséparables des objets, les plus concordants avec les autres sens ou les autres hommes, les plus susceptibles de représentation sur toute espèce de langage et, par conséquent, les plus susceptibles d'être systématisés sous forme de science. Si un pareil sens, examiné dans toute son énergie et dans tous ses droits, est radicalement insuffisant pour nous donner à lui seul l'idée que nous avons d'un objet réel quelconque, nous pourrons, sans crainte d'erreur, accuser d'impuissance les autres sens ; le sensualisme sera dûment condamné ; nous affirmerons qu'il existe en nous d'autres facultés dont l'œuvre est supérieure au témoignage des sens, bien qu'elles s'appuyent sur ce témoignage pour constituer les sciences.

Eh bien ! faites vous-mêmes le travail, interrogez-vous. Que vous donne le sens de la vue, éprouvé et confirmé, si vous le voulez, par les autres sens et l'accord avec les autres hommes ? Voici l'énumération de ses données : étendue en tous sens, c'est-à-dire longueur, largeur, hauteur; distance relative à nous, relative à tout point quelconque ; couleur de toute espèce; matité ou transparence; symétrie ou irrégularité de forme, etc., etc. Ajoutez-y les mesures exactes ; comptez les millimètres ; n'oubliez pas un seul point. Qu'est-ce que tout cela? Rien autre chose que l'apparence, eu égard à vous, des formes, des aspects, des modes d'être en partie indépendants de vous, si vous le voulez. Mais n'est-ce que cette phénoménalité que vous affirmez lorsque vous déclarez connaître un cheval ou une pierre, par exemple? Est-ce que, dans votre esprit, ce cheval ou cette pierre ne sont qu'une collection d'apparences? C'est la réalité substantielle dont vous affirmez l'existence à propos des témoignages des sens. Et cependant les apparences ne peuvent constituer une réalité, si complète qu'en soit l'énumération.

Ajoutez, si vous le voulez, aux apparences données par la vue les autres apparences données par les autres sens; vous n'aurez encore qu'une collection d'apparences, et par quel miracle une réunion d'apparences pourraient-elles constituer une réalité?

Cependant, tout langage humain affirme sur les objèts tout autre chose que les apparences; il affirme l'être, il affirme ce qui existe réellement et substantiellement, ce par quoi les apparences ne pourraient se produire. Il faut bien que cette affirmation de l'être et de la substance soit légitime, puisqu'elle est universelle dans le langage des hommes et confirmée par les œuvres mêmes des animaux? Puisque cette affirmation dépasse les données des sens, elle est l'œuvre d'une autre faculté que celle des sens, et toute doctrine philosophique qui voudra nous enfermer dans les bornes des révélations sensorielles est une doctrine incomplète, fausse et dangereuse pour le progrès de l'humanité.

Je regrette que mon rôle ici et les moyens insuffisants dont je dispose ne me permettent pas de traiter ce sujet comme il le mérite. Il m'a pourtant paru convenable, en passant, de vous prémunir contre des doctrines encore aujourd'hui vivaces et trop répandues.

TROISIÈME CONFÉRENCE.

HYGIÈNE DE LA SENSIBILITÉ.

DEUXIÈME PARTIE.

Sensibilité impulsive.

MESDAMES, MESSIEURS,

Dans notre dernière conférence, nous nous sommes occupés de la sensibilité expérimentale et purement représentative. Nous avons arrêté cette étude à la représentation perçue par la conscience. Dans notre quatrième conférence, nous reprendrons le même sujet au point où nous l'avons laissé ; nous montrerons la sensibilité représentative s'unir à l'intellect et à la volonté. Alors, nous aurons la connaissance des instruments de l'esprit humain, de leur fonctionnement et de leurs corrélations actives.

Aujourd'hui, nous allons, autant que possible, préparer à un autre point de vue l'étude définitive de la raison humaine, en nous occupant de toutes les formes de la sensibilité qui, reliées ou non à la conscience, s'accompagnent toujours de l'accomplissement d'un acte subordonné, ou au moins d'une impulsion virtuelle que la raison ne peut vaincre souvent qu'en réunissant toutes les énergies dont elle dispose. En quatre mots, nous allons traiter des sens internes, des besoins, des appétits, des passions inférieures. Tels sont l'ordre et la division de cette troisième conférence.

Dans le discours d'introduction à ce cours d'hygiène, le premier professeur que vous avez entendu, mon ami Doyen, se demandait s'il était possible d'établir une hiérarchie dans les appareils constitutifs du corps humain ; et il répondait affirmativement en déclarant que, pour lui, l'appareil nerveux était l'appareil chef, l'appareil capital, celui par lequel et pour lequel tous les autres existent et fonctionnent.

Les quatre leçons qui me sont échues n'ont d'autre but que de vous démontrer la légitimité de cet aperçu philosophique de M. le docteur Doyen. Je n'ai pas dit un mot, et je n'en dirai pas un seul qui ne concoure à cette démonstration, tant cette vérité est dans la nature des choses.

Par la leçon de ce jour vous comprendrez surtout comment le corps humain se relie invinciblement à l'univers, et comment la vie la plus intime et la plus cachée se relie de proche en proche à des appareils mieux dessinés et finalement à l'unité personnelle constituée par la conscience.

PREMIÈRE PARTIE.

Sensibilité impulsive inconscientielle.

En premier lieu, nous allons nous occuper de la sensibilité impulsive qui gouverne nos actes de la vie végétative dans l'état normal et sans le secours de la conscience. —

Cette première série d'actes est si multipliée, que je ne pourrais même me flatter de vous en faire la seule énumération. Je me contenterai de vous arrêter sur les formes principales de ces fonctions.

On connaît des animaux inférieurs munis d'appareils de tact, de préhension et d'assimilation, sans que l'anatomie, aidée même du microscope, puisse y distinguer quoi que ce soit qui ressemble à du tissu nerveux. La sensibilité non mesurée, non ordonnée, non harmonisée, peut donc exister et décider secondairement des actes de mouvement sans qu'il y ait du tissu nerveux. Ce que la physiologie comparée établit, la physiologie humaine l'établit également. Deux très-illustres médecins, l'un, anglais, Hunter, l'autre, français, Bichat, en analysant les actes réels de l'homme vivant, sans échapper un seul instant le fil d'aryane des études physiologiques, c'est-a-dire la forme organique particulière, qui répond à chaque division physiologique irréductible, Hunter et Bichat arrivaient à constater une sensibilité diffuse, universellement répandue, propre à toute particule vivante, et spéciale à chacune selon le siége, selon l'âge, selon l'espèce de chacune d'elles, et enfin selon l'état actuel et la forme de mouvement auquel chaque particule concourt dans la fibre ou dans la membrane dont elle fait partie.

Quel est le rôle de cette sensibilité ? Ce rôle est multiple. C'est par elle que les influences de vie commune, de génération régulière, de fonctionnement solidaire de fibres et d'organes s'établissent de proche en proche. Chaque cellule vivante ne reçoit pas un filet nerveux de sensibilité générale, un filet nerveux dolorifère, un filet nerveux contractile. Ces éléments nerveux se distribuent non aux cellules à part, mais à des groupes cellulaires, à des territoires de cellules associées, soit en fibre, soit en membrane, soit en glandule, etc. Il faut bien alors que l'impression se communique de cellule à cellule dans ces groupes associés ; il faut bien que cette impression garde sa nature à travers ces cellules groupées, et cette nature est d'ordre sensible, puisqu'elle se transmet sans altération par un filament nerveux d'espèce sensitive.

A la racine même de la vie normale nous constatons donc une sensibilité universellement répandue, inhérente à toute cellule vivante et indépendante des nerfs eux-mêmes.

Il est une circonstance fréquente où cette sensibilité diffuse se révèle clairement à l'observateur, c'est celle de l'état morbide douloureux.

A cette sensibilité diffuse appartenant à toute cellule vivante, la nature a-t-elle attaché une puissance motrice correspondante? On n'en saurait douter. Quand on sait que la motricité se communique aux différents éléments musculaires : fibres et faisceaux, et que l'on sait d'ailleurs que le nerf moteur n'aboutit pas à tous et à chacun de ces éléments musculaires. C'est probablement par suite de cette sensibilité et de cette motricité diffuses que les éléments anatomiques transforment plus ou moins activement, selon les circonstances, les liquides qui les baignent, liquides que leur fournit cette portion du sang qui n'est plus dans les vaisseaux, mais qui baigne tous les tissus, et que pour cela l'on appelle plasma interstitiel. On peut même y rattacher les contractions cardiaques embryonnaires et les contractions du cœur séparé violemment de toute continuité nerveuse, ainsi que les montre la physiologie expérimentale.

Ainsi, pour comprendre la vie sensible des cellules, il faut voir dans chaque cellule vivante une faculté sensible et en même temps une faculté motrice naissant en elle et s'arrêtant en elle. Cette faculté sensible peut se communiquer de cellule à cellule d'un même territoire, mais alors cette sensibilité commune, ce consensus impressionne une extrémité nerveuse, et dès ce moment nous entrons dans un second degré de sensibilité organique, premier degré de la sensibilité nerveuse dont nous allons maintenant nous occuper.

Tout-à-l'heure, la sensibilité cellulaire n'avait qu'elle-même pour but ; l'excitation et l'acte subordonné se concentraient en elle. En ce moment, la sensibilité d'une cellule quelconque d'un groupe importe au groupe tout entier ; nous allons constater ici un organisme intermédiaire centralisateur, et ce sera des formes de cet organisme la plus restreinte de toutes celles qui nous restent à parcourir.

Si, par une dissection minutieuse et très-attentive, on arrive à distinguer un élément nerveux sensible dans une région circonscrite, il suffit de suivre ce filament nerveux vers le centre du corps, et bientôt on arrive à un renflement nerveux qu'on appelle un ganglion. Si on examine ce ganglion dans son intimité, on y constate des cellules de sensitivité et des cellules de motricité reliées ensemble par des filaments intermédiaires. On parvient à voir que le filet nerveux sensible poursuivi s'arrête dans la substance d'une cellule sensitive ; puis, si on prend le filet intermédiaire, il vous conduit à une cellule motrice, enfin, cette cellule motrice communique par un autre filet à un vaisseau capillaire de moyen calibre. Ce capillaire est un des vaisseaux qui amènent le sang à la région même où nous avons trouvé le premier filet nerveux sensible. Quel est son rôle et par quel mécanisme l'accomplit-il ? Son rôle est de modérer le passage du sang à travers son calibre. Le mécanisme de cette modération c'est une contraction des fibres du vaisseau, fibres qui sont musculaires, et, comme telles, peuvent, en se raccourcissant, resserrer le calibre de ce vaisseau. Ainsi, tout-à-l'heure, la vie cellulaire s'excitait et se mesurait par une sensibilité et une contractilité confinées dans les bornes de chaque élément anatomique. Ici la vie commune a plusieurs éléments conglomérés en territoire unitaire, se mesure uniformément par une sensibilité commune concentrée dans un filet nerveux, perçue et appréciée par une cellule centrale unique et répercutée sur un élément musculaire constitutif d'un vaisseau capillaire chargé de mesurer d'abord du sang artériel au territoire cellulaire en question.

Tout-à-l'heure, la contractilité propre de chaque élément anatomique donnait la mesure d'une alimentation intime; maintenant, la contractilité capillaire donne au même territoire une mesure commune de liquide nourricier.

Mais la vie nutritive et fonctionnelle d'un groupe cellulaire n'exige pas toujours et uniquement une modération, une diminution de circulation du sang. La période d'activité fonctionnelle d'un territoire cellulaire exige en effet une suractivité dans la circulation du sang. Aussi la nature a-t-elle prévu ce fait. Mais cette fois bien des choses vont changer que je trouve admirables pour ma part.

Tout-à-l'heure, la sensibilité du groupe cellulaire avait un but égoïste, pour ainsi dire : l'impression partait de lui, et la modification circulatoire y revenait dans le but tout individuel de la nutrition propre de ce groupe.

En ce moment, il s'agit pour ce groupe de produire sa fonction, soit de mouvement, soit de sécrétion, non plus à son avantage exclusif, mais au profit de tout l'organisme, ou au moins au profit d'une fonction d'appareil général.

Ici la sensibilité excitatrice peut avoir un siége très-éloigné. Comme toujours elle suit un filet nerveux, mais ce filet gagne une cellule sensitive placée dans la moelle épinière ou dans le cerveau. Cette cellule sensitive émeut une cellule motrice subordonnée et placée aussi dans le cerveau ou la moelle. Enfin, cette cellule de la moelle ou du cerveau porte un ordre de contraction à d'autres parties vasculaires du groupe cellulaire à mettre en fonction; c'est alors que ce groupe entre en mouvement ou en sécrétion.

Vous indiquer les détails anatomiques qui correspondent à ces fonctions délicates serait dépasser la limite de votre bienveillante attention. Il suffit que je vous dise que dans toute partie douée d'une fonction individuelle, la circulation du sang est établie par deux ordres de vaisseaux antagonistes. Les uns se resserrent par l'ordre des ganglions, et correspondent au repos nutritif; les autres se resserrent par l'ordre de la moelle et du cerveau, et leur action répond à l'activité fonctionnelle. Ce que je vous indique ici me paraît irréfragablement établi par tous les travaux de la physiologie expérimentale. Cependant, je ne dois pas vous cacher que l'exposé que je vous donne ici est une conviction personnelle. Mais, certainement, ce qui n'est aujourd'hui que ma conviction particulière deviendra l'opinion générale avant qu'il soit longtemps.

Quels sont les ordres de fonctions que gouverne ainsi la circulation par l'intermédiaire du système nerveux? Ce sont la nutrition, la dialyse, l'absorption, la sécrétion, et dans l'état de maladie : l'anémie et la congestion, l'exagération ou l'annulation de la sensibilité, l'atrophie ou l'hypertrophie, les productions liquides de l'inflammatiou et des catarrhes, etc., etc. Pardonnez-moi cette énumération barbare. Si je la fais, c'est pour vous montrer combien le fait que je viens de vous indiquer a d'importance dansla connaissance de la santé et des maladies.

Au point de vue de l'hygiène, ces faits ont-ils la même importance? Non, assurément. Mais cette exposition n'aurait-elle pour résultat que de vous donner une idée vraie des complexités de la science médicale et des difficulés de la pratique rationnelle de notre art, j'estimerais encore avoir fait un bon emploi du temps que nous consacrons ensemble à cette étude aussi attrayante que difficile.

Déjà nous connaissons deux sortes de sensibilité impulsive : 1° la sensibilité diffuse reçue par la cellule et se résolvant en mouvement dans la cellule même; 2° la sensibilité des groupes cellulaires associés, ayant deux formes que j'ai définies, l'une aboutissant à une cellule sensitive ganglionnaire et se répercutant sous forme de contraction capillaire dans les petits vaisseaux sanguins du groupe cellulaire examiné; l'autre, antagoniste de celle-ci, partant d'un point étranger au groupe cellulaire en question, aboutissant à une cellule sensitive inconsciente encore, mais placée dans le cerveau ou dans la moelle épinière, et se répercutant des mêmes points sous forme de contraction capillaire dans d'autres petits vaisseaux du même territoire cellulaire pour y déterminer, par une force supérieure, la dilatation des capillaires que nous voyions tout-à-l'heure contractés.

Ces deux sortes de sensibilité exagèrent la circulation ou la diminuent dans le même territoire capillaire selon que, dans l'intérêt de l'économie, ce territoire doit fonctionner de sa fonction propre, ou seulement se nourrir.

Il existe encore beaucoup d'autres actes inconscientiels de sensibilité impulsive suivis de mouvements spéciaux ; tels sont les actes rhytmiques de la circulation, de la respiration, de la digestion et des excrétions involontaires ; tels sont encore les actes automatiques et instinctifs par lesquels nous exécutons les coordinations musculaires adaptées à tous les mouvements complexes du corps, ou bien aux mouvements associés et combinés de quelque partie.

Je crois pouvoir ne pas insister sur ces sortes d'actes inconscientiels, parce que les exemples dont je me suis servi dans les leçons précédentes appartiennent à cette catégorie, et que précisément je vous ai montré à leur égard que tous les mouvements par contraction musculaire étaient gouvernés et commandés par des actes de sensibilité préalable.

L'étude que nons venons de faire n'est pas entièrement dépouillée d'applications hygiéniques. Cette sensibilité inconscientielle nous explique les aptitudes organiques constitutionnelles, et aussi les caprices particuliers de nos organes par suite desquels nous ne pouvons tolérer ni telle odeur, ni tel goût, ni telle vue, ni tel son, ni tel aliment, etc. Ces aptitudes et ces sortes de caprices sont des œuvres que nous ne pouvons ni commander, ni réprimer.

Il faut tenir compte de tous ces faits dans l'application des règles de l'éducation, du régime et de la profession.

Cette étude vous fait comprendre encore comment les impressions météorologiques et autres peuvent troubler, jusque dans nos viscères les plus importants, les actes nerveux régulateurs de la circulation, et par ce trouble donner lieu aux maladies les plus diverses et les plus graves.

DEUXIÈME PARTIE.

Sensibilité impulsive conscientielle.

APPÉTITS ET BESOINS.

Après avoir examiné les sens internes accompagnés de mouvements inconscientiels, nous allons passer à une forme de sensibilité impulsive aboutissant à la conscience et suscitant un état virtuel de tendance à l'action, état virtuel qui a reçu le nom de besoins et d'appétits.

Les besoins sont imposés, les appétits sont acceptés. Le besoin devient impérieux, s'il n'est satisfait ; l'appétit s'amortit, si on lui résiste. Le besoin s'accompagne d'une disposition énergique et impérieuse à l'action qu'il commande ; l'appétit peut s'arrêter longtemps à cet état intermédiaire qui n'est pas sans charme et que l'on appelle le désir. Le besoin peut compliquer le désir, et c'est là l'origine fréquente de ces violences dont l'homme d'honneur peut lui-même avoir à rougir.

La distinction que j'ai faite entre les besoins et les appétits se comprend de tout le monde à première vue. Nous allons voir, en les étudiant organiquement, si ces deux formes de la sensibilité impulsive peuvent être réellement différentiées.

Cette étude ne manque pas d'importance au point de vue judiciaire. Assurément, le besoin demande indulgence. L'appétit seul nous rend gravement responsables. Nous aurons à examiner si, dans certains cas, la cause organique qui suscite le désir en établissant l'appétit, peut dégénérer en besoin et prendre un caractère dominateur.

Les besoins que nous allons étudier sont les besoins d'émonction ou d'exonération; d'air et d'aliments, de chaleur; les besoins de repos partiel ou général ; enfin les besoins d'exercice.

Si nous étudiions les besoins en suivant les âges, nous les verrions revêtir les caractères les plus exagérés dans le jeune âge et dans la vieillesse comme aussi dans la maladie. Ces trois sortes de causes qui exagèrent les besoins dans leur nombre et surtout dans leur intensité, se résolvent en une seule : la faiblesse de la volonté raisonnable. C'est que nous ne sommes pas tout-à-fait désarmés en face des besoins. Notre volonté peut lutter quelques temps au moins contre leur empire. Mais la volonté énergique en même temps que raisonnable ne se rencontre ni chez l'enfant, ni chez le vieillard, ni chez le malade.

Nous étudierons donc les besoins seulement chez l'homme adulte.

Mesdames et Messieurs, la science est si chaste qu'elle n'a pas même besoin d'un voile pour donner de l'ombre aux nudités qu'elle étudie ; plus la lumière est brillante, moins son œil se trouble, mieux elle observe sans crainte et sans honte. J'aurai besoin ici de toucher à un sujet délicat surtout pour nos oreilles françaises. Mais ne craignez pas ; je resterai loin des audaces du prêche, encore plus loin des saintes libertés du confessionnal ; j'espère que mes paroles resteront aussi pures que les oreilles qui m'écoutent.

J'entends par besoin d'exercice, cette situation presque douloureuse dans laquelle nous place l'assiduité à un travail minutieux, ou le séjour prolongé dans une situation immobile. Chacun sait qu'il arrive un moment où cet état pénible dépasse la limite du tolérable, et il faut absolument que nous changions d'occupation ou de position.

Ce qui occasionne ce besoin, c'est le plus souvent un trouble dans la circulation des parties fléchies ou comprimées ; quelquefois la fatigue des muscles ou d'un sens principal ; quelquefois le rôle incomplet de la respiration pulmonaire. En tous cas, le point de départ est un acte de sensibilité dont le siége est multiple, et dont l'intensité devient telle, que toutes nos forces impulsives se coordonnent par instinct pour l'accomplissement des mouvements réclamés par le besoin.

Il importe à la conservation de la santé que nous obéissions à ces besoins sans trop tarder. C'est au mépris de cette règle que nous devons certaines céphalalgies à facile retour, certaines palpitations de cœur et même quelquefois des dilatations vasculaires, de l'emphysème pulmonaire.

Les enfants n'obéissent qu'à ce besoin dans leur pétulance infatigable. Il faut respecter leurs ébats en prévoyant seulement pour eux les accidents qui peuvent atteindre leur inexpérience. Le besoin de repos s'expliquerait de la même façon. Il a le même caractère impérieux. Comme le besoin d'exercice, il est commandé dans l'intérêt de notre conservation. Comme lui, il doit être respecté.

Les travaux d'un médecin américain me paraissent avoir établi, dans ces derniers temps, que le cerveau pour permettre le sommeil avait besoin d'être dans une anémie relative, c'est-à-dire de recevoir une moindre quantité de sang. Il en a conclu à la nécessité d'avoir les extrémités dans une bonne température pendant le repos au lit.

Certains travaux demandent toujours et continuellement l'exercice des mêmes muscles. Bien que la nature subvienne à cette nécessité par des modifications spontanées dans les actes qui gouvernent la nutrition de ces muscles, ils n'en éprouvent pas moins certaines fatigues partielles qu'il faut aussi respecter. Un repos suffisamment fréquent leur est nécessaire.

La nourriture grossière que nous ingérons laisse dans les canaux digestifs des résidus abondants. Ces résidus s'accumulent périodiquement, et périodiquement leur présence détermine une impression qui s'accompagne bientôt de l'impérieux besoin de les expulser. La volonté peut lutter contre les premières atteintes de cette sensibilité. Mais c'est là un mauvais emploi de nos forces libres. Il faut respecter cet instinct conservateur ; c'est à la résistance intempestive ou trop répétée contre cette nécessité naturelle, que l'on doit cet état si pénible qui rend la fonction dont je parle irrégulière, douloureuse ou impossible.

Cela se conçoit. De véritables corps durs et irritants ne peuvent séjourner ou passer impunément au contact de la muqueuse intestinale. Bientôt cette muqueuse s'enflamme, ses glandes mucipares s'atrophient, la membrane musculaire se tasse et se raccourcit, et avec la constipation se produisent tous les troubles digestifs et nerveux dont s'accompagne inévitablement cette incommodité pire que bien des maladies.

L'expulsion des urines s'impose plus rigoureusement encore, et la résistance volontaire à l'accomplissement de ce besoin produit des désordres non moins graves.

Dans tous ces faits, nous voyons un contact, une distension mécanique, susciter en retour des actes musculaires impérieux. Ils entraînent habituellement la volonté, et si celle-ci résiste, ce n'est pas sans un grand effort, et cette résistance contraire aux lois de la nature trouve une sanction assurée dans les désordres morbides qu'elle entraîne. Tel est le caractère du besoin.

Quand la mère, sur un lit de douleur, acccomplit les devoirs de la maternité, il arrive un moment où toutes les forces de son organisme obéissent aux douloureuses sensations de l'utérus ; alors la volonté n'a plus de prises, son

rôle est entièrement interverti ; c'est elle qui obéit, c'est la sensibilité qui commande.

Dans les actes non morbides, il n'en est pas où nous trouvions la volonté plus dominée que dans celui-ci. Existe-t-il d'autres actes d'exonération capables aussi de déterminer des besoins au même degré impérieux et dominateurs ?

Les liquides mystérieux dans lesquels la nature a caché les germes des hommes, comme les plus méprisables des humeurs organiques, sont produits d'une façon continue par de véritables glandes. Comme les moins nobles humeurs, ils s'accumulent périodiquement, et périodiquement ils peuvent être évacués. Loin des causes d'excitation venues de l'imagination, de la vue, du contact, leur accumulation s'accompagne d'un éréthysme nerveux qui se traduit par le désir. Sous l'influence de ces causes d'excitations, le désir fait place à la passion ; déjà la volonté a perdu du terrain ; il peut même arriver que son frein perde toute sa puissance, et alors le besoin existe, il est impérieux, la raison sera souvent insuffisante pour le comprimer longtemps.

Là se trouve l'excuse des fautes qui altèrent le plus l'harmonie sociale. Là aussi s'appuient les règles morales de la pudeur, de la prudence, et de l'accomplissement modéré et rationnel des devoirs du mariage.

Faites un mariage vrai, c'est-à-dire au point de vue des choses importantes de la vie sociale. Qu'il n'y ait pas d'opposition de caractère, d'opposition de tendance, d'opposition de croyance ; pas trop d'inégalité dans la beauté physique, dans l'âge, dans l'éducation, dans l'instruction, dans la fortune même. De cette manière vous pourrez ramer d'accord et gouverner ensemble votre barque sur l'océan de la vie.

En dehors du mariage, soyez occupé, soyez passionnément occupé ; plus votre vie sera remplie, moins vous sentirez les désirs insidieux de la mollesse. Veillez, défiez-

vous des circonstances ; il est facile de les prévoir. En tous cas, respectez-vous et respectez les autres. Quand notre volonté est entraînée à la remorque du besoin naturel, c'est qu'elle est descendue de son trône ; il lui appartient de commander et non pas d'obéir.

L'appétit comme le besoin ne dépasse pas la sphère individuelle et égoïste de l'organisme ; c'est leur caractère commun en même temps que leur caractère d'infériorité.

Si l'appétit compromet les facultés supérieures de l'homme en se transformant en désir, cette transformation ne lui enlève pas son caractère d'égoïsme corporel ; il ne perd pas pour cela son infériorité rationnelle ; il ne trouve là qu'un moyen de devenir un danger social et la source des fautes les plus nombreuses des hommes.

Les appétits gravitent autour de deux nécessités naturelles les plus essentielles et les plus respectables : la conservation de soi-même et la conservation de l'espèce.

La nourriture, la boisson, l'aération, le vêtement, l'habitation concourent à la conservation de soi-même, c'est par l'étude des appétits de cet ordre que nous allons commencer.

Les appétits conservateurs de l'individu sont de vraies fonctions organiques ; étudions d'abord l'organisme de ces fonctions.

La faim est une sensation dont le stimulant se fait sentir dans tout l'organisme, mais principalement à l'estomac. Cette sensation perçue par la conscience sous forme de douleur spéciale ne suscite pas comme le besoin des actes musculaires immédiats et toujours les mêmes ; ceci n'a lieu que pour les animaux ou pour les hommes affamés.

Cette sensation chez l'homme en société excite l'intelligence, réveille la mémoire des aliments, et constitue un sentiment cérébral complexe qui a reçu le nom de désir. C'est l'ingérence de l'intelligence et du sentiment qui a fondé l'art culinaire. Le besoin de nourriture tout spon-

tané et naturel chez les animaux est devenu chez l'homme un art compliqué, s'épanouissant en une multitude d'appétits variés à l'infini.

Dans notre organisation sociale, le besoin impérieux de la faim trouve rarement l'occasion de se produire ; les appétits seuls ont à s'exercer.

Le rôle de l'homme est ainsi de transformer autant qu'il peut les nécessités de sa nature animale en actes volontaires et rationnels. C'est bien peu comprendre la dignité de l'homme que de lui reprocher d'appliquer à l'art de se nourrir les puissances intellectuelles dont il dispose.

Le désir de manger quelque chose d'agréable au goût, prédispose immédiatement les organes de la digestion à bien exécuter leur fonction : c'est lui qui commande ensuite et dirige tous les actes qui concourent à l'accomplissement du repas.

L'imagination joue ici dans l'excitation du désir un rôle très-actif. C'est par l'imagination que nous nous représentons les mets agréables que nous allons savourer. Qu'est-ce que cette imagination, au point de vue organique ? C'est l'intellect élaborant les souvenirs des centres sensoriels. Mais qu'est-ce que la mémoire des centres sensoriels ?

Dans notre étude des sens, vous avez vu l'impression du nerf essentiel harmonisée par un ensemble d'actes conditionnels, aboutir à une cellule qui, se reliant à la conscience, accomplissait la perception d'un objet déterminé.

Cette perception prend un caractère d'autant plus précis et distinct qu'elle est plus fréquemment produite. Or, dans tous nos organes, et surtout dans nos organes nerveux, la répétition des mêmes actes y amène une véritable habitude permanente analogue à celle que nous avons constatée lors de notre étude de l'habitude musculaire. Et comme les perceptions aboutissent à la conscience, et que, d'autre part, la volonté libre passe par le même organe de la conscience, il en résulte que notre volonté peut placer les cellules sensitives spéciales, et peut-être aussi tous les organes conditionnels concordants dans l'état particulier où les objets eux-mêmes les mettent habituellement. C'est là le rétablissement volontaire des organes sensoriels dans leur situation propre à telle ou telle perception ; ce rétablissement constitue la mémoire des sens et suscite, pour sa part, l'imagination qui accompagne et multiplie le désir.

Cette mémoire et cette imagination peuvent bien s'établir en dehors de notre volonté, on le conçoit : toute circonstance, même purement organique, qui place les cellules sensorielles dans l'état où elles se trouvent sous l'influence d'une impression émanée d'un objet véritable ; toute circonstance de cette nature, dis-je, réveillera dans l'intellect la conscience de l'objet ordinaire de cette sensation spéciale. C'est là, comme nous l'avons déjà dit, l'origine des hallucinations sensorielles, des rêves et des rêveries.

Les appétits culinaires sont donc des fonctions respectables ; ce sont de légitimes transformations rationnelles du besoin tout animal de se nourrir. La dégénérescence passionnelle de nos appétits nutritifs fera l'objet de la dernière partie de cette conférence.

Je ne veux pas m'étendre sur nos appétits de boissons. Ils ont le même mécanisme organique ; ils entraînent de la même façon l'application de l'intellect ; ils constituent de même un état sentimental de désir ; leur dégénérescence passionnelle plus fréquente a quelque chose de moins digne encore et de plus dangereux pour la société.

J'en dirais autant des appétits sexuels.

A quoi bon m'arrêter sur les appétits que satisfont la parfumerie, les modes et l'architecture. Cette étude n'aurait d'importance et de nouveauté qu'au point de vue physiologique. Ce serait ici une œuvre de science pure ou de curiosité. Tout ce qu'il y avait à dire d'important et de pratique a été dit par mes confrères ; j'aime mieux passer de suite à l'étude des passions inférieures, qui ne sont rien que la prédominance illégitime des besoins ou des appétits sur les facultés nobles et sociales de la raison humaine.

TROISIÈME PARTIE.

PASSIONS.

La conséquence la plus générale que nous puissions tirer des faits que nous venons de passer en revue est celle-ci : tout acte de sensibilité s'accompagne d'impulsions concordantes. La conscience peut n'être aucunement avertie des actes de sensibilité d'ordre intestin ; elle peut n'être aucunement avertie des impulsions subordonnées ; elle peut même ne pas l'être de l'exécution des actes commandés par ces impulsions. Mais la plupart des actes automatiques ou instinctifs, les actes intellectuels subséquents ou les actes de volonté surtout se passent sous l'œil de la conscience. Et c'est parce que ces actes sont conscientiels qu'ils appartiennent de près à la personnalité responsable, et qu'ils peuvent être considérés comme des passions humaines. C'est ce côté de la sensibilité impulsive qu'il s'agit pour nous d'étudier en ce moment.

Comment la sensibilité purement organique se transforme-t-elle en sentiment humain? Quels sont les fruits de ces sentiments devenus prépondérants? C'est ce que nous allons examiner brièvement avant de nous séparer.

Nous avons vu les éléments anatomiques, universellement répandus dans l'organisme, recevoir et communiquer les impressions; nous avons vu ces impressions parcourir un filet nerveux sensible et aboutir à une cellule sensitive; là se produit la sensation organique, et la preuve, c'est que, sans ébranlement nerveux porté plus loin que cette cellule sensitive, un acte concordant succède à la sensation commandé par elle.

Tel est le mécanisme le plus simple de la sensation.

Quand la sensation s'accompagne d'actes conditionnels, comme une sensation de vue distincte, nous avons vu qu'il se produit sous l'influence du même agent extérieur, stimulant les parties nerveuses diverses du même organe, non plus une seule sensation, mais en réalité une série successive et simultanée de sensations nombreuses différentes entre elles. Ici l'impression se transforme en sensation dans des cellules sensitives échelonnées vers la profondeur du cerveau. Dans l'exemple que nous avons pris, les premières cellules sensitives se trouvent dans un ganglion placé dans l'orbite même et gouvernent les actes accommodateurs de l'iris ou du cristallin ; les secondes cellules sensitives sont agglomérées en renflement dans la profondeur des cavités cérébrales ; ce sont elles qui gouvernent les contractions de tous les muscles extérieurs de l'œil ; ce sont les cellules sensitives chargées de l'accommodation de la rétine. Leur action concordante est automatique et non le résultat de notre volonté libre. La conscience est avertie que l'œil est mû ; mais ce n'est pas la conscience libre qui fait agir les muscles dans ce cas.

C'est que ces cellules sensitives sont directement reliées, dans l'intimité du cerveau, aux cellules motrices qui animent les muscles de l'œil. Leur action se coordonne sans intermédiaire.

Quand les actes conditionnels de la sensation visuelle distincte sont produits, la rétine alors reçoit l'image d'un objet ; cette image est une impression spécifique qui gagne des cellules sensorielles agglomérées en renflement et placées plus loin encore dans l'intimité du cerveau. Là se passe la sensation spécifique.

Il peut arriver que cette sensation spécifique décide des mouvements subordonnés sans passer aussi par aucun intermédiaire. Alors ces sensations spécifiques n'ont rien que d'automatique dans leur établissement et dans leurs résultats. Mais le plus souvent ces sensations suscitent un travail de comparaison, de jugement et d'appréciation intellectuelle : puis s'éveille en nous un sentiment passionnel, et ce sentiment passionnel, comme tous les actes de sensibilité organique, nous excite à des actes subordonnés. Toute la différence est que cette impulsion passionnelle ne peut décider la volonté sans que l'intelligence et la conscience ne soient averties, et dès lors l'acte demandé par le sentiment passionnel est devenu un acte de liberté, un acte dont nous devenons responsables.

Ce ne sont pas seulement les sensations représentatives qui sont ainsi capables de se transformer en sentiment impulsif, mais surtout aussi tous les besoins et tous les appétits. Ce sentiment impulsif a un nom : c'est le plaisir ou l'intention.

L'accomplissement de notre destinée humaine exige impérieusement que nous ne méprisions ni les nobles appétits ni les besoins naturels. Aussi la satisfaction de ces besoins est-elle accompagnée d'une sensation de plaisir quelquefois suprême, et l'appétit lui-même a-t-il pour satellite le désir. Désir et plaisir sont donc foncièrement légitimes et respectables; l'hygiène morale le proclame. Mais pourtant le désir et le plaisir sont la source abondante des défaillances et des hontes de l'humanité. Comment le bonheur personnel ou plutôt organique est-il ainsi devenu destructif du mérite? comment est-il devenu l'abrutissement du roi de la création? comment vient-il briser la chaîne sociale et enrayer le progrès de l'humanité? Le voici :

Quand l'appétit vrai existe, une sensation l'a suscité ; quand le besoin commande, une sensation dominatrice a intimé et maintient son ordre. L'appétit, d'un côté, le besoin, de l'autre, aboutissent au cerveau et se transforment en désir ou en passion ; mais ici tout est vrai, tout est dans l'ordre.

Mais quand, renversant l'ordre naturel des choses, l'intelligence, se souvenant du désir et du plaisir, demande les actes concordants qu'une sensation véritable n'a pas commandés, l'intelligence crée la passion à laquelle elle veut se soumettre, au mépris d'un meilleur emploi de ses facultés; nous voulons le plaisir pour le plaisir; nous anéantissons les lois naturelles; nous compromettons le meilleur de nous-mêmes; nous abandonnons le devoir humanitaire; nous nous soustrayons aux lois, sans lesquelles nulle société ne peut vivre, nul progrès ne peut s'accomplir; nous devenons des égoïstes, et notre égoïsme est le pire de tous, celui des instincts de la bête.

Au moment où nous soumettons l'intelligence au sentiment, que dis-je, au moment même où l'intelligence devient l'esclave de la passion, cette intelligence, dont le rôle est de voir le vrai, ne peut s'empêcher de constater elle-même sa propre défaillance, et voilà ce que l'on appelle la conscience morale, c'est-à-dire l'intelligence de la passion jugée par l'intelligence que nous avons de l'ordre naturel et de l'ordre social.

Telle est la base du plus rigoureux devoir de l'éducation. Que de fautes on commet à cet égard! Le sentiment est le danger des consciences. Ne faites pas faire le bien par sentiment esthétique pur ; pour un rien, le plaisir du bien sera supplanté par le plaisir du mal. Le plaisir même moral ne doit pas et ne peut pas régulièrement devenir un motif d'action. La conscience est d'un tout autre ordre : c'est l'intelligence de la loi naturelle ou sociale, jugeant la conformité entière de l'acte particulier que l'on veut accomplir. La justice et par conséquent la moralité n'ont pas à obéir au sentiment; je ne dis pas assez : elles ont à le mépriser.

Et pourtant, c'est par le plaisir que vous voulez exciter vos enfants; c'est par le désir que vous voulez les encourager ; c'est par la passion de l'amour-propre que vous voulez fonder l'émulation. Transformez donc au moins ces formes de sentiments en les ramenant à l'équité, à la justice, en les sanctionnant par l'intelligence des lois naturelles et des lois sociales.

Voulez-vous savoir où conduit le plaisir recherché pour lui-même? Je vais parcourir avec vous le chapitre nombreux des faiblesses humaines; vous y verrez aussi l'origine des dangers sociaux. Tout cela est l'œuvre de la sensation transformée en sentiment et dominant la volonté par la trahison de l'intelligence.

Et, prenez-y garde, l'habitude du plaisir fortifie l'organe de ce sentiment, tandis qu'au contraire le manque d'action de l'organisme intellectif alourdit et annulle toute son énergie; il vient un moment où le sentiment passionnel est à son minimum d'énergie possible, tandis que l'intelligence abrutie peut à peine apercevoir quelques pâles rayons de vérité et de justice.

Il n'est aucune sensation qui ne puisse devenir une source de corruption passionnelle. L'odorat nous enivre de parfums et nous livre à la mollesse, aux idées lascives, au dégoût des arts manuels, au dédain des forces vives de nos cités industrielles.

Le goût, plus énergique et plus varié dans ses écarts, nous livre entièrement à la gourmandise et à l'ivrognerie. L'égoïsme le plus abject met l'intelligence humaine et les forces sociales, lentement amassées par le travail des générations, au service d'une bouche et d'un ventre. C'est vraiment justice naturelle que la gourmandise soit punie par la goutte et ses douleurs incurables, et que l'ivrognerie soit punie par les destructions organiques et les délires de l'alcoolisme. La médecine est impuissante contre ces maladies recherchées ou voulues; il semble qu'une volonté supérieure ait porté un arrêt sans appel contre ces désordres méprisables; nous sommes forts contre les maladies accidentelles et involontaires; nous ne pouvons rien contre ces maladies volontaires et anti-sociales.

La vue, l'ouïe et le tact sont les organes de l'instruction

intellectuelle. Ces sens ont quelque chose de supérieur et d'essentiellement respectable. Ils ne se corrompent que par leur alliance avcc des organes d'appétits passionnels moins nobles.

L'appétit sexuel compromet tous les sens à la fois, et tous les sentiments et tous les fruits de l'instruction. Il est le plus directement préjudiciable à la société ; il est le plus impérieux et le plus capable d'accaparer à son profit toutes les forces vives du corps et de l'esprit; il est le plus facile à émouvoir, le plus dangereux quand il commande ; il est excité par toutes voies; nos meilleurs sentiments peuvent lui servir d'entrée ; il s'empare le plus énergiquement de la volonté. Erreur d'éducation ou fatalité organique, c'est contre cet appétit que l'intelligence trouve le moins de raisons convaincantes, le plus de subterfuges, le plus d'excuses respectables ou méprisables. C'est à lui que l'on doit la débauche sur soi-même et sur les autres. Il ne se contente pas d'une victime, il lui en faut deux.

Toutes ces passions inférieures que je viens de parcourir sont fécondes en résultats déplorables ; c'est à elles qu'il faut rapporter la paresse et l'imprévoyance, le gaspillage des fruits du travail et des avantages sociaux. C'est encore à elles que se rattachent directement la servilité des caractères, l'ignorance et l'abrutissement, l'hypocrisie et le mensonge, le vol et les crimes qui le préparent, les révoltes à main armée, sous les ordres de l'intrigue ou de l'ambition, le morne désespoir et le suicide matériel ou moral.

Chose triste et merveilleuse à la fois, l'homme jouit d'un privilége dans le règne animal : il peut créer en lui des besoins factices, et ces besoins auront la même autorité que les besoins naturels; ils prendront une intensité extrême au moyen de l'habitude, et ils deviendront des puissances sociales au même titre que nos meilleurs instincts ; tels sont les besoins du luxe dans les habitations, dans les vêtements, dans la nourriture, dans la domesticité; tels sont les besoins quelque peu ridicules de fumer et de priser.

Ces besoins factices aujourd'hui jouent un rôle immense dans nos institutions et nos mœurs; ils ne sont condamnables qu'en ce qu'ils peuvent diminuer la valeur personelle des hommes et compromettre l'avenir des individus, des familles et de la société entière. L'éducation a beaucoup à faire encore sur ce sujet; mais je m'arrête; il ne me sierait aucunement de me poser en réformateur.

QUATRIÈME CONFÉRENCE.

HYGIÈNE DE LA LIBERTÉ.

Mesdames et Messieurs,

Nous avons étudié jusqu'ici les mouvements et la sensibilité. Dans ces études, nous avons pu rattacher les corollaires hygiéniques à la connaissance préalable du sujet et du fonctionnement de nos facultés. J'étais aidé dans mon exposition anatomique et physiologique par la clarté même des découvertes accomplies par la science médicale.

Dans cette dernière conférence, je me trouve obligé d'abandonner la méthode démonstrative que j'ai d'abord suivie. J'ai plusieurs raisons pour cela. La première est qu'après quelques essais que j'ai tâché de rendre courts, mais toujours intelligibles, j'ai pu constater qu'il me faudrait trois ou quatre conférences encore pour terminer l'œuvre que j'ai entreprise comme je l'ai commencée. La seconde est que, sur beaucoup de points, je suis obligé de compléter la science acquise par des hypothèses. La troisième, enfin, est que, sur beaucoup d'autres points, je remplace des erreurs accréditées par des démonstrations peut-être neuves et qu'on pourrait seulement considérer comme simples opinions.

Le défaut de temps, l'état incomplet de la science, enfin

la nécessité de me donner autorité par une démonstration en règle, telles sont les raisons qui me font abandonner la méthode d'exposition que j'ai suivie jusqu'ici.

Les connaissances médicales contiennent invinciblement la connaissance de l'homme intelligent et libre, ne serait-ce que dans les rapports de l'instrument à l'agent; c'est ce qui explique le caractère entreprenant et novateur des médecins. Cela explique aussi la suspicion dont les frappe facilement tout pouvoir public. La médecine, en faisant des progrès, ébranle et menace les bases des institutions établies, les opinions reçues, les préjugés acceptés. Elle procède d'abord par voie d'observation spéculative, mais, petit à petit, ses armes peuvent être dirigées contre les pratiques sociales ; elle peut ébranler la stabilité de l'équilibre des institutions avant qu'on ne puisse apprécier la justesse de ses révélations, ou la sagesse de ses préceptes ; elle est et demeure un danger permanent pour l'état de fixité provisoire au moins, sans lequel on ne peut rien fonder de durable. Elle n'est pas, d'ailleurs, en position de diriger les expériences au moyen desquelles on pourrait constater la valeur politique ou sociale de ses principes. Mais, en revanche, on peut dire que la médecine doit rester la grande initiatrice des sociétés humaines, et qu'aujourd'hui encore son rôle n'est pas sans honneur et sans péril, d'autant qu'elle répugnerait à se servir, comme autrefois, des pratiques religieuses ou seulement merveilleuses dont elle se faisait un levier dans l'antiquité.

La physiologie, aujourd'hui même, a beaucoup d'erreurs à redresser dans la science psychologique transmise jusqu'à nous; elle n'est pas même sans en redresser beaucoup encore dans la philosophie générale.

Ce n'est pas ici le moment ni le lieu de faire l'inventaire de ces redressements ; je veux seulement passer en revue les compartiments de la psychologie, pour vous indiquer brièvement quelques solutions nouvelles imposées et démontrées par la physiologie humaine ou comparée.

Toutefois, avant de pénétrer dans mon sujet, il me paraît nécessaire de déblayer le terrain de la discussion. C'est ce que je vais faire en peu de mots.

PREMIÈRE DIFFICULTÉ.

Nous avons vu la sensibilité être l'acte de toute cellule vivante ; nous l'avons vue ensuite se spécialiser dans un tissu particulier, recevant des déterminations très-différentes en conservant une très-grande analogie de constitution.

Si vous avez réfléchi à cela, vous y avez vu une difficulté qui aurait paru insurmontable autrefois, dont la science se rit aujourd'hui ; cette difficulté, c'est la spécialisation même des produits de la sensibilité au milieu de l'uniformité constitutive de l'appareil. En effet, si vous examinez le filet nerveux qui transmet l'impulsion tactile, vous le trouvez identique anatomiquement au filet nerveux qui transmet la douleur ; ces deux premiers sont identiques au filet nerveux qui transmet la lumière ou le son, ou les odeurs, ou les saveurs ; il n'y a même aucune différence de constitution constatable dans le filet nerveux qui transmet la motricité à la fibre musculaire, ou l'excitation de la cellule sensitive à la cellule motrice.

La spécialité fonctionnelle devrait entraîner pourtant la spécialité de constitution. Ce fait ne détruirait-il pas le principe sur lequel je me suis appuyé tout le long de ces conférences ?

Non, le principe énoncé reste sauf. Il n'y a pas de différence essentielle entre les actes de transmission exécutés par les divers ordres de filets nerveux. Certes, il y a des diversités fonctionnelles dans les compartiments nerveux; mais ces diversités s'expliquent parfaitement avec l'identité des filets-nerveux par la différence des aboutissants de ces filets nerveux.

La main diffère de l'œil ; tous deux diffèrent de

l'ouïe, etc. ; tous les organes des sens diffèrent très-notablement dans leur constitution respective. Du côté de la périphérie, l'aboutissant du nerf est très-spécialement conditionné.

C'est vrai, me direz-vous, en cela vous tombez d'accord avec un médecin très-savant et très-philosophe, quoique spirite, le docteur Durand (de Gros), qui appelle pour cela les organes extérieurs des sens, organes différentiateurs; mais ce que vous dites en faveur de l'aboutissant périphérique ne peut se dire de l'aboutissant cellulaire dans les centres nerveux. L'anatomie ne peut trouver de différence de constitution individuelle dans les diverses cellules sensitives d'une part, et les diverses cellules motrices de l'autre. La différence des sensations ne peut s'expliquer avec des cellules sensitives identiques.

Je réponds à cela que la sensation, même inconsciente, n'est pas l'œuvre exclusive des cellules sensitives. La sensation est l'œuvre commune et coïncidente de l'organe extérieur différentiateur, du nerf et de la cellule centrale aboutissante, et même des organes conditionnels de la sensation distincte, ainsi que nous les avons définis. Le sujet de la sensation n'est plus une cellule partout identique, mais des ensembles textulaires très-complexes et très-variés, se différentiant à tous les degrés en eux-mêmes et corrélativement les uns aux autres. Il n'est même pas légitime de séparer du sujet de la sensation l'objet extérieur qui la détermine ; car, à vrai dire, la sensation, c'est l'acte de l'objet extérieur modifiant la cellule nerveuse centrale au moyen de l'organe différentiateur et du nerf intermédiaire. Supprimez l'acte de l'objet extérieur, et vous n'avez plus une sensation, mais une hallucination et un ressouvenir, ainsi que je l'ai déjà montré.

Concluons que la sensation n'est pas un acte organique simple, ayant un sujet isolé et distinct à la façon de la myotilité, mais que la sensation est une fonction compliquée, ayant un sujet multiple et complexe et organiquement disséminé. La sensation est la transformation intra-organique d'un acte émané le plus souvent d'un corps extérieur à l'organisme.

DEUXIÈME DIFFICULTÉ.

Mais, me direz-vous, pour que les choses soient ainsi que vous les présentez, il faut que l'acte physique émanant sous forme de vibrations quelconques d'un corps extérieur puisse se transformer en acte vital en passant par nos organes. Or, on a toujours cru à l'irréductibilité des forces physiques en forces vitales.

L'irréductibilité des forces est probablement un préjugé d'ignorance. On croyait aussi à l'irréductibilité des forces physiques entre elles, et pourtant déjà toutes ces forces se transforment à notre gré l'une dans l'autre. Eh bien, le mouvement des corps physiques n'offre pas plus de difficulté pour se transformer en mouvement vital. Et vous voyez dans nos études mêmes une démonstration très-nette de la réductibilité des forces physiques et vitales. En effet, l'acte d'impression sensible est un mouvement conditionné par le dehors, différentié par nos organes, transmis par un filet nerveux et senti par la cellule centrale. Mais ce n'est pas tout. Emané de l'objet extérieur, l'acte physique primitif, réductible au mouvement, n'a rien perdu comme force vive; la cellule sensitive ne le détruit pas, ne l'équilibre pas; cet acte passe à la cellule motrice pour s'y réduire d'une manière plus évidente et se manifester par le mouvement de la fibre musculaire et le travail qu'elle accomplit.

Indiquez-moi quelque acte humain que ce soit dans l'ordre de la sensibilité, de la végétativité ou de la motricité musculaire, je vous en montrerai l'origine au dehors.

Vous insistez, et vous me dites que cette transformation des forces physiques en forces vitales ne peut être prouvée que si l'on prouve du même coup, non seulement que par nature elles sont réductibles, mais encore que les quantités restent toujours les mêmes, malgré les diverses transformations. Or, il n'y a aucune égalité entre la quantité de mouvement émanée de la lumière d'un objet qui frappe l'œil et la quantité de mouvement musculaire que déploie l'homme pour fuir le danger qu'il a prévu.

Vous ajoutez encore que les forces vitales diffèrent essentiellement des forces physiques par deux autres caractères tout-à-fait exclusifs : 1° Le corps vivant crée de la force; la spontanéité appartient bien positivement à l'homme libre qui, sans contact, sans excitation, sans aucune cause préalable, décide de sa volonté indépendante tel ou tel mouvement. Rien de pareil ne se produit en dehors de la vie, en dehors de la liberté; 2° le corps vivant anéantit de la force ; et certainement, chez l'homme, lors de la contemplation par le moyen des sens, les actes de ces derniers s'arrêtent à la conscience ; les excitations venues des sens s'annulent évidemment dans la conscience : preuve manifeste que les fonctions nerveuses, même à ne les considérer que dans l'organisme matériel, sont bien irréductibles à la force physique universelle, qui ne se crée nulle part et ne s'anéantit nulle part.

Mesdames et Messieurs, j'ose vous dire que cette dernière difficulté n'est que spécieuse. Il n'y a là qu'une apparence de vérité. La réalité des faits, la voici :

Le corps vivant crée de la force en apparence, mais c'est en détruisant de l'équilibre matériel instablement établi dans l'intimité de nos tissus. Il anéantit de la force en apparence, mais c'est en équilibrant d'une façon plus ou moins stable des éléments matériels préalablement fournis dans leur activité individuelle. Le résultat définitif de nos actions dépasse en quantité la valeur de la cause excitatrice venue du dehors; mais cette cause s'est multipliée par des émanations intimes dont il faut tenir compte.

Voici une chaudière de générateur; elle contient une vapeur dont la tension est équilibrée par la résistance des parois. J'ouvre un tiroir au moyen d'un effort très-léger, et aussitôt la vapeur s'élance pour accomplir des travaux herculéens. Ce n'est pas le léger effort que j'ai exercé sur le tiroir qui est devenu la force de propulsion du piston; il n'en a été qu'une condition déterminante. De même, l'organisme en totalité et dans chacune de ses parties est une puissance à l'état de tension plus ou moins parfaitement équilibrée. Il suffit qu'un contact, qu'une cause sensible, légère en elle-même, vienne détruire l'équilibre sur un point; aussitôt des actes multipliés et très-étendus répondent à cette cause excitatrice. Mais il n'y a pas plus de raison à croire que dans ce dernier cas l'organisme a créé instantanément de la force vive, qu'il n'y en a à s'imaginer que le jeu du tiroir a créé la force émanée de la chaudière.

Le même exemple peut nous faire comprendre comment l'organisme vivant n'anéantit pas de la force. Il établit des forces en équilibre plus ou moins stable, mais il ne les détruit pas; pas plus que la fermeture du tiroir ne détruit la force de tension de la vapeur que contient la chaudière.

L'organisme, considéré dans sa totalité et dans chacune de ses parties, transforme les matériaux du fluide nutritif et respiratoire. Cette transformation est une production de force vive, de force utilisable. Ou bien elle se disperse, cette force, soit par la chaleur que nous irradions continuellement, soit par les actes somatiques que nous exécutons, etc.; ou bien elle s'accumule dans un équilibre stable, sous la forme de graisse, par exemple, au milieu même de nos tissus.

Que le système nerveux soit occupé à la contemplation, à l'attention, aux actes intellectuels les plus intimes, sans mouvement apparent à l'extérieur, ce n'est pas moins de la force qu'il puise dans les transformations moléculaires exécutées préalablement dans nos tissus; et cette force lui vient du dehors; il ne la crée pas.

Que le mouvement musculaire le plus actif succède à un acte nerveux de volonté libre, c'est encore une utilisation de la force préalablement accumulée en nous et puisée aux mêmes sources.

Après avoir répondu à ces quelques difficultés qui pouvaient embarrasser votre attention, je vais aborder le véritable sujet de cette conférence.

Quatre points nous arrêteront : 1° la conscience ; 2° l'intelligence ; 3° les sentiments impulsifs ; 4° la liberté.

§ Ier. — **Conscience.**

Et d'abord, qu'est-ce que la conscience? La conscience est cette faculté de l'homme qui lui permet de constituer une personne. Je m'explique. Dans tout le cours des études hygiéniques que nous venons de parcourir, mes confrères et moi, nous avons constaté des parties distinctes et séparables, douées d'actions exclusives et distinctes elles-mêmes. Si d'un coup-d'œil nous cherchons à réunir toutes ces parties dans leur fonctionnement aussi bien que dans leur substance et leurs formes, nous sommes tout-à-coup empêchés, car il y a beaucoup d'actions qui s'excluent réciproquement au moment de l'examen. Nous pouvons donc, pour chacune de ces fonctions examinées à part, déclarer qu'aucune n'est un acte de l'organisme tout entier, sans exception de parties. Et cependant, tous ces actes sont respectivement des actes de la personne humaine. Dès ce moment, nous comprenons que la personnalité de l'homme ne peut être conçue comme une activité de totalité de son organisme. Comment donc s'explique notre personnalité?

Celui qui emploie en connaissance de cause le mot personne a dans l'esprit plusieurs choses : 1° une constitution organique vivante, composée de parties diverses unies entre elles; 2° des facultés distinctes attachées à chacune des parties diverses; 3° une hiérarchie régulière dans l'adjonction des facultés les unes aux autres; 4° des moyens d'union, de solidarité et d'harmonie reliant les fonctions entre elles; 5° enfin, une faculté centrale unique, persévérante, identique, pouvant s'établir en corrélation avec toutes et chacune des puissances séparées qui constituent l'organisme, et dont la fonction unique et irréductible est le sentiment de soi en soi-même.

Tout cela existe chez l'homme. Que de parties distinctes et douées de fonctions particulières ne vous avons-nous pas montrées : depuis la cellule, ou l'élément anatomique, jusqu'à l'appareil pulmonaire, digestif, locomoteur, etc.? Nous avons vu toutes ces puissances s'adjoindre régulièrement les unes aux autres, se commander réciproquement, de manière à produire les fonctions lentes et régulières de la digestion, de la respiration, etc. Nous avons vu que tout un système organique a pour fonction exclusive de relier les parties et les actes de proche en proche et dans tous les sens; ce système est l'organisme nerveux, qui reçoit tous les actes à une de ses extrémités sous forme d'impressions, et les renvoie à d'autres parties sous forme de mouvements mesurés, réguliers et harmonisés.

Pour achever la constitution personnelle de l'homme, même en ne le considérant que dans ses fonctions végétatives ou purement animales, nous sommes amenés à rechercher un centre commun, toujours le même, auquel peuvent aboutir chacune des fonctions séparées que nous avons constatées.

Quelles sont les conditions organiques imposées à la constitution de ce centre commun? Ces conditions sont l'unité, l'indépendance fonctionnelle et l'union possible avec toutes les puissances de l'homme. La conscience n'a qu'une fonction propre : se sentir soi-même séparément, ou en union actuelle avec toute fonction quelconque de l'organisme. Cette fonction n'a qu'un organe, car il nous est impossible d'avoir conscience actuelle de deux actes divers et simultanés. La conscience n'appartient pas exclusivement aux facultés supérieures de l'homme, car c'est la même faculté qui constate son union et ses modifications lors de l'accomplissement des fonctions inférieures.

La conscience n'est donc pas plutôt intellectuelle que volontaire ou sensitive. La conscience est une puissance à part, ayant une fonction exclusive : le sentiment de soi et pouvant s'unir en fonction corrélative avec toutes les puissances de l'homme.

Si vous pouviez douter de ce que j'avance en ce moment, je vous prierais de remarquer l'indépendance possible, l'indépendance fréquente même des fonctions de l'homme et de la conscience.

Vous savez que nous digérons sans le savoir, que nous respirons sans le savoir. Dans un parfait état de santé, nous ne savons si nous avons un estomac, un cœur, un poumon, etc., tant ces organes peuvent agir et vivre indépendamment de la conscience. Nous employons souvent nos sens sans avoir actuellement conscience de leurs actions. Il en est de même des fonctions les plus élevées de l'homme : nous combinons des pensées, nous les poursuivons jusqu'à des conséquences très-éloignées sans en avoir conscience. Nous accomplissons des actes très-complexes au moyen de muscles qui n'obéissent qu'à la volonté ; nous avons donc voulu les mouvements que nous avons exécutés, et cependant nous n'en avons pas eu conscience.

Mais si la conscience était une forme inséparable de nos facultés supérieures, nous aurions actuellement et à chaque instant conscience de toutes nos actions intellectuelles, de toutes nos pensées nouvelles, de toutes nos volontés passées ou présentes, etc.

Non, la conscience n'est pas une forme de toutes les puissances de l'homme ; elle est certainement une faculté indépendante pouvant s'unir aux autres facultés, mais ne pouvant s'y réunir que successivement et en un seul moment à la fois.

Nous ne pouvons avoir attention qu'à une chose à la fois, précisément parce que nous n'avons qu'un organe qui se sente lui-même ; car, ne vous y trompez pas, l'attention n'est rien autre chose que la conscience en action énergique avec telle ou telle autre fonction. L'attention, c'est la conscience dans toute sa puissance actuelle.

L'anatomie ne sait pas encore où est l'organe de la conscience ; elle le saura un jour.

§ II. — **Intelligence et mémoire.**

J'arrive à l'intelligence. L'intelligence est l'ensemble des facultés par lesquelles l'homme acquiert la connaissance. L'intelligence est inséparable du langage autant que de la mémoire. C'est tout un ensemble de facultés qui ne peuvent s'exercer avant d'avoir été excitées par des actes de sensibilité préalables, mais qui combinent par elles-mêmes les données de la sensibilité, de manière à constituer un domaine dont les origines disparaissent au point de laisser croire à son indépendance absolue.

Le temps me manque pour étudier avec vous les actes intellectuels dans leurs rapports avec la conscience, avec la volonté, avec la sensibilité. Cette étude a un immense intérêt pourtant, et, si je ne me trompe, les conséquences auxquelles nous aboutirions satisferaient vos cœurs. L'avenir me permettra peut-être plus tard d'étudier cette question avec vous.

Je ne veux m'arrêter ici que sur quelques points principaux. Parlons d'abord de la mémoire.

Tout au contraire de la conscience, qui a un organe séparé, la mémoire n'a pas d'organes distincts des organes de l'intelligence. La preuve en est que la mémoire accompagne tout acte intellectuel ; c'est la trace plus ou moins durable des actions exécutées par les organes de l'intelligence. La mémoire n'est donc pas, à mon avis, une faculté distincte et irréductible qui ait un organe séparé. La mémoire est une forme commune à toutes les facultés intellectuelles.

Il n'y a pas plus d'organe spécial pour la mémoire qu'il n'y a d'organe spécial pour l'habitude.

Nous avons vu qu'il y a une habitude musculaire, une habitude pour les filets nerveux communiquants, une habitude pour les cellules sensitives, une habitude pour les cellules qui excitent la contraction musculaire. Nous avons vu que cette habitude n'est qu'une aptitude permanente et acquise par l'exercice répété; nous avons constaté que cette aptitude permanente est le résultat d'une constitution perfectionnée de plus en plus sous l'influence même de l'exercice régulier.

La mémoire est l'analogue parfait de l'habitude ainsi considérée. On pourrait presque dire que l'habitude du muscle, c'est la mémoire du muscle ; l'habitude du nerf, c'est la mémoire du nerf, etc.

L'analogie se poursuit à tous les points de vue de ces deux facultés.

Si l'habitude avait eu un organisme séparé, il eût fallu que cet organisme fût aussi divers et aussi multiplié que les éléments mêmes des muscles, des nerfs et des cellules nerveuses centrales. Il eût fallu un duplicata de chacun de ces organes élémentaires. Que dis-je, il eût fallu bien autre chose. Il y a des habitudes vicieuses permanentes liées à des troubles constitutifs des organes ; il eût fallu que la nature prévît ces déviations et gardât en puissance des organes directeurs d'habitudes vicieuses comme elle aurait des organes d'habitudes régulières. Mais alors, où vous arrêterez-vous? N'est-il pas plus simple et plus conforme aux œuvres admirables de la création de considérer les habitudes comme des modalités fonctionnelles des organes qui produisent nos actes.

De même pour la mémoire. Si vous recherchez un organisme particulier pour cette fonction intellectuelle, il faudra en rechercher aussi pour nos fonctions sensitives et pour nos fonctions volontaires. Il en faudra autant de séparément constitués qu'il y a d'actes de mémoire irréductibles dans chaque ordre de nos facultés cérébrales. Ce ne sera pas assez. Puisque nous nous rappelons nos erreurs, nos hallucinations et nos fautes volontaires, au même titre que les vérités, les perceptions régulières et nos bonnes œuvres, il faudra donc que nous ayons aussi des organes de mémoire pour le faux, pour l'impossible, pour l'absurde, et pour leurs formes infiniment variées.

Permettez-moi de faire une comparaison qui vous fasse comprendre ma pensée. Quand une machine bien établie et bien agencée est mise en mouvement pour la première fois, il y a des heurts, il y a des frottements, il y a des troubles, des temps d'arrêt. Que fait-on ? On met de l'huile sur les surfaces frottantes, on serre ici un écrou ; on en desserre un autre là ; on rétablit l'équilibre des machines rotatives, et bientôt l'harmonie des rapports s'établit ; avec cette harmonie de rapport s'établit aussi une harmonie d'actions corrélatives, et il reste un état permanent des surfaces de contact par suite duquel le travail de la machine sera dès-lors facile et régulier.

L'habitude fait quelque chose d'analogue à ce que font cette huile et ces premiers mouvements d'une machine. Elle constitue un état permanent des organes qui les rend plus capables, plus alertes, plus précis et plus réguliers dans leurs actions si complexes.

De même aussi la mémoire est un état permanent de tous les organes nerveux cérébraux, état permanent qui résulte des actions plus ou moins répétées de ces organes, et que la conscience est apte à constater quand la volonté dirige de ce côté notre attention.

Ne croyez pas, Mesdames et Messieurs, que cette étude soit sans importance pratique. S'il n'était pas utile de se connaître soi-même, comment s'expliquerait cette curiosité passionnée avec laquelle, de tout temps, les hommes les plus distingués se sont appliqués à l'étude que nous poursuivons ensemble? Mais la connaissance de soi-même est la base, l'unique et seule légitime base de l'éducation, des mœurs et des institutions domestiques et sociales.

Nous concluons donc que la mémoire n'est pas une faculté particulière de l'intellect, mais une modalité commune à toutes les facultés intellectuelles.

S'il en est ainsi, la mémoire doit nous conserver au service du besoin les œuvres même des facultés intellectuelles, et l'ordre de nos souvenirs doit être le même que l'ordre de nos connaissances. C'est en effet ce qui a lieu. L'intellect et la mémoire donnent deux séries coïncidentes des mêmes œuvres ; l'intellect donne nos œuvres actuelles, le souvenir, les mêmes œuvres après leur accomplissement.

Voulez-vous donc affermir la mémoire? excitez l'attention et exercez méthodiquement l'intelligence.

Il y a autant de variétés de mémoires qu'il y a de variétés d'intelligences; mais de même qu'aucune variété d'intelligence ne peut se développer sans l'attention et la méthode, de même aussi la méthode et l'attention sont indispensables pour aviver et affermir la mémoire. C'est là une vérité que les instituteurs ne peuvent ignorer.

Après avoir élucidé le chapitre de la mémoire, arrêtons-nous maintenant sur l'intelligence en elle-même.

L'intelligence est la faculté par laquelle nous produisons les idées, nous les représentons, nous les distinguons, nous les comparons selon un ordre qui s'impose à nous et aux autres hommes d'une façon impérieuse et identique.

L'ordre des idées qui s'impose ainsi à nous-mêmes et aux autres, c'est la logique dont l'observation a pu déterminer les règles. Mais cette logique est tellement fatale et organique, que le moindre défaut de l'œuvre intellectuelle s'accuse immédiatement. De même que le respect des lois logiques nous donne l'évidence, c'est-à-dire le sentiment invincible de l'acquiescement total, de même nous éprouvons une répugnance invincible, lorsque l'erreur ou la démonstration incomplète ont la prétention de supplanter la certitude.

Mais sur quoi s'exerce cette sublime faculté de l'intelligence? Sur l'univers entier et sur chacune de ses parties considérées dans leur état et dans leurs actes.

Rien n'échappe à l'intelligence. L'intelligence est un instrument si parfait, qu'il peut saisir et manifester tout être et tous les êtres, toute forme et toutes les formes, toute puissance et tous les actes, tous les rapports quels qu'ils soient des êtres à nous, ou de nous-mêmes à l'univers entier.

L'intelligence peut pourtant, malgré sa perfection, prendre l'erreur pour la vérité. Voici comment s'explique ses défaillances.

L'homme acquiert ses connaissances, soit directement par l'observation personnelle, soit indirectement par l'enseignement des autres hommes.

L'observation personnelle s'exerçant sur les réalités de l'univers, emploie le secours des organes des sens; or, nous avons vu que cette observation régulière exige un grand nombre de conditions que l'on ne remplit pas toujours. L'observation intime ne peut pas se tromper actuellement, mais ce que notre conscience observe en nous-mêmes a eu pour cause des actes fort éloignés en arrière, dont les traces ont pu s'affaiblir ou dévier, ou bien des actes très-complexes et enchevêtrés pour lesquels l'analyse n'a pas suffisamment préparé la lumineuse clarté.

Et d'ailleurs, qu'apprendrions-nous si nous devions tout apprendre par nous-mêmes? Presque rien.

L'enseignement par le langage vient remplacer avantageusement l'observation personnelle.

A côté de l'évidence qui s'impose directement par l'observation personnelle, vient donc se placer la foi dans l'enseignement des autres hommes.

Ne confondez pas : Je parle ici de la foi naturelle, de

cette disposition que nous sentons tous à accepter ce que nous enseignent nos parents, nos amis, et en général tous ceux que nous respectons et dont nous ne suspectons pas la science ou la sincérité.

Si l'observation personnelle laisse passer bien des erreurs, l'enseignement qui nous est donné nous en fournit bien davantage encore.

Avec les vérités démontrées et les principes d'évidence, on nous donne, surtout dans l'enfance, bien des opinions sans valeur, bien des croyances ridicules, bien des préjugés embarrassants, et liés à tout cela bien des sentiments impulsifs qui nous dirigent souvent d'une façon insidieuse et despotique. On nous affirme bien des faits qui n'ont jamais existé, ou que la tradition historique a tellement altérés qu'ils deviennent impossibles.

Toutefois, jamais l'erreur intellectuelle n'est radicalement invincible ; mais la victoire du vrai ne peut être remportée que par beaucoup de travail, une grande assiduité, une persévérance indomptable, une étude lente et difficile, une passion jalouse et exclusive pour la vérité, enfin, un désintéressement qui ne recule ni devant la critique, ni devant la calomnie, ni même devant l'autorité puissante ou vindicative.

On peut donc dire qu'à chaque instant chacun de nous est une intelligence actuellement incomplète, actuellement encore dans l'erreur sur quelques points. Considéré à un moment quelconque de sa vie, tout homme est un assemblage de vérités et d'erreurs, d'opinions, de croyances et de préjugés variables au jour le jour, d'impulsions et de sentiments devenus comme une seconde nature et actuellement invincibles. Il n'y a vraiment pas lieu de nous énorgueillir, et surtout la tolérance réciproque est bien le plus strict de nos fraternels devoirs !

Efforçons-nous, au lieu de nous mépriser, efforçons-nous de nous éclairer véritablement, sincèrement avec une bienveillance inaltérable.

J'arrive ici au point culminant de l'étude de l'homme, à savoir : la liberté. Mais, pour bien comprendre ce couronnement de l'édifice, j'ai besoin de vous parler de la transformation des impulsions naturelles par l'application de l'intelligence.

§ III. — **Sentiments impulsifs.**

La vérité n'est pas une recherche de pure contemplation : elle s'impose à tous et à chacun comme la règle inflexible de notre vie pratique. L'intelligence s'impose à notre volonté. Comment s'exerce cette action, voilà ce que je désire vous indiquer.

Pour cela, j'ai besoin de reprendre avec vous la question de l'évidence.

De quelque façon que l'on considère l'intellignce, on est obligé de la rapporter organiquement à un grand nombre de dispositions cérébrales coordonnées. En effet, l'intelligence se relie à chacun des sens et reçoit par ces voies séparées des enseignements différents. Miroir de l'univers, où notre conscience contemple le fini et l'infini, l'intelligence ne devrait accueillir que ce qui concorde et s'harmonise ; dans ce cas, toutes les puissances intellectuelles seraient satisfaites. Mais nous ne connaissons que des parties de l'univers ; dès-lors, une partie seulement de nos puissances intellectuelles a été mise en activité. Il peut bien encore y avoir concorde et harmonie dans ces actions, mais la conscience interrogeant un à un les actes intellectuels, constate des vides, des lacunes dans la connaissance. Dès-lors, la satisfaction intellectuelle est incomplète, la curiosité reste vive et haletante.

Si les constatations seules nourrissaient l'intelligence, à chaque instant nous serions convaincus de l'insuffisance de cette nourriture ; l'action de nos sens est si bornée ! Mais la logique féconde les constatations premières, elle les transforme en idées, les compare et les juge ; elle en induit des lois, elle en déduit des conséquences et des applications. Ainsi se multiplient les acquisitions de l'intelligence et de la mémoire.

Nous appelons évidente toute acquisition nouvelle qui s'harmonisera dans le concert des vérités que nous avons actuellement acceptées. L'évidence est cet état de satisfaction intellectuelle par lequel nous voyons une proposition concorder dans tous les sens avec nos acquisitions intellectuelles accomplies.

Vous le comprenez tout de suite; si nos constatations ont été fausses, il peut arriver que nos erreurs concordent entre elles et que, nous rendant compte de la régularité logique de nos inductions et de nos déductions, nous acceptions, en fin de compte, une série systématique d'erreurs involontaires.

C'est bien pis encore lorsque, par un enseignement étranger, nous avons accepté sans contrôle des principes faux, des opinions légères, des absurdités ou des mensonges.

Vous êtes sûrs de la logique de vos déductions enchaînées, vous avez pour vous l'évidence? C'est très-bien, vous dirai-je; mais la logique n'établit pas les faits, c'est l'œuvre de l'observation; la logique n'établit pas les principes premiers; les principes nous viennent d'ailleurs; et êtes-vous bien certains de n'avoir accepté de l'enseignement que des faits démontrés ou des principes d'une vérité absolue?

Que de raisons de modestie et de surveillance de nous-mêmes! Et en même temps quels motifs d'ardeur dans l'accomplissement de notre enquête universelle!

Remarquez-le bien: plus nous connaissons d'ordres de faits différents, plus nous pouvons comparer et juger, plus la logique affermit l'évidence en nous-mêmes. C'est là ce qui donne à la philosophie son autorité et sa grandeur, car la philosophie seule a pour but de ramener à l'harmonie réciproque toutes les vérités actuellement acquises;

c'est la forme la plus complète de l'application de l'intelligence.

L'évidence, en réalité, n'est donc qu'une autorité relative, une autorité partielle, une autorité provisoire. Entre gens de même instruction, entre gens qui ne connaissent que les mêmes faits, qui admettent les mêmes principes, qui ont les mêmes opinions, l'évidence de l'un s'impose à l'autre ; discutez, vous devez vous entendre. Entre gens dont les connaissances sont différentes, l'autorité est au plus savant. Quittez la logique, ne discutez pas ; venez aux faits ; montrez les principes ; faites constater les faits ignorés.

Comprenez-vous maintenant l'importance redoutable de l'enseignement ? Mères de famille, fondatrices des sentiments et des opinions générales, reconnaissez la nécessité pour vous de l'instruction. Secondez avec ardeur les intentions libérales de M. Duruy. Placez dans l'intelligence de vos enfants toutes les vérités que vous connaissez ; mais prenez garde ! Arrêtez au passage les erreurs même anciennes, même universellement acceptées. Vous qui aimez la science et la vérité, savez-vous que le plus souvent vous semez l'erreur et le préjugé dans le champ vierge et fécond de l'intelligence de vos enfants!

Je vais maintenant, en quelques mots, vous faire comprendre toute l'importance d'une bonne intelligence pour la pratique de la vie.

Il existe chez l'homme des sentiments innés et des sentiments acquis. Les sentiments innés sont : le désir de connaître la vérité, le désir de posséder, l'amour de nous-mêmes, l'amour de nos semblables, de nos enfants, de nos parents, de ceux qui nous sont sympathiques ; la reconnaissance des services reçus, la crainte, l'espérance, la honte, l'orgueil, la vanité, la colère, la vindication, et au-dessus de tout cela, l'amour du bien, du bon et du beau.

Les sentiments acquis ne sont que des déterminations particulières des sentiments innés. Ce sont des œuvres d'éducation. L'ensemble des sentiments constitue le caractère individuel.

Le sentiment, comme tel, n'a aucune autorité ; s'il en acquiert une, c'est par la sanction que lui donne l'intelligence. C'est ici la source la plus féconde des erreurs humaines et des impédiments du progrès. Tout acte intellectuel définitif peut devenir l'objet d'un sentiment. Tant pis, si cet acte intellectuel est un faux principe, une fausse constatation, une induction illégitime, une déduction illogique. Sitôt que l'intelligence s'est laissé surprendre, le sentiment détermine la volonté, le mal s'accomplit.

J'entends beaucoup parler de l'infaillibilité de la conscience morale. Peut-on se laisser ainsi tromper ?

Qu'est-ce donc que la conscience morale ? C'est l'impulsion vague et générale qui nous impose l'obligation de soumettre nos déterminations volontaires aux indications de justice fournies par l'intelligence. Conformité de nos actes volontaires à nos appréciations actuelles de la justice ; détermination de ce qui est juste par l'application actuelle de notre intelligence ; voilà donc ce que comporte la conscience morale ? Mais, s'il en est ainsi, et l'on n'en peut douter, nous pouvons dire : telle intelligence, telle idée de justice, tel sentiment moral. La conscience morale est donc de ce côté aussi faillible que l'intelligence elle-même.

Et puis l'intelligence n'a pas toujours ni le temps, ni les moyens de justifier tous les sentiments innés ou acquis. Malgré cela, ces sentiments s'introduisent en nous, s'y développent, y prennent leur part de notre gouvernement. Des habitudes conformes se stabilisent, et bientôt notre conscience morale traduit ces sentiments par nos actes privés ou publics. Où donc est cette autorité infaillible, mais toujours infaillible de la conscience morale ?

Vous voyez donc ici toute l'importance pratique d'une intelligence éclairée.

C'est que l'acte intellectuel transformé en sentiment

sollicite la volonté plus ou moins énergiquement; rôle ordinaire de tout sentiment.

Mais, par là même que plusieurs actes intellectuels coexistent en même temps en nous à propos du même objet, plusieurs sentiments d'espèces opposées peuvent être excités par l'application de notre intelligence au même projet à accomplir. Ces sentiments différents sollicitent la volonté en sens opposés ; comment va s'établir la liberté? c'est ici le dernier objet que nous ayons à élucider.

§ IV. — **Volonté, Liberté.**

La liberté est une forme de la volonté ; pour bien connaître la liberté, il est donc nécessaire de savoir ce que c'est que la volonté.

Je rencontre encore ici un point sur lequel les opinions les plus généralement acceptées sont en opposition avec les faits.

Nous avons vu la sensibilité sous toutes ses formes déterminer la mise en acte des cellules motrices. Un mouvement mécanique très-étendu et très-complexe peut succéder directement à des impressions sensibles tout-à-fait inconscientes. On peut considérer chaque cellule motrice comme une véritable cellule volontaire. A ce point de vue, nous aurions autant de volontés actives qu'il y a de cellules motrices dans les ganglions, dans la moelle et dans le cerveau ou le cervelet.

Vous me direz que la motricité, c'est-à-dire l'ordre de contraction émanant d'une cellule inconsciente n'est pas ce qu'on entend par un acte de volonté ; que la volonté comme on l'entend est un ordre conscientiel.

Eh bien ! même à ce point de vue, la volonté n'est pas une seule faculté que l'on puisse rapporter à un seul compartiment cérébral, à plus forte raison à un élément simple. En effet, de même que la sensation est aussi diverse que ses sources sont nombreuses, de même la volonté est aussi diverse que ses origines. Or, ce qui détermine la volonté est tantôt une perception directement, tantôt un sentiment impulsif d'origine intellectuelle, tantôt un sentiment d'origine réfléchie et délibérée, tantôt un sentiment impulsif purement passionnel et irréfléchi. Il y a donc autant d'origines d'impulsions volontaires qu'il y a de formes d'activités intellectuelles ou affectives.

L'unité actuelle de volonté résulte de la subordination des actes impulsifs à la conscience attentive. Une détermination unique et définitive achève la délibération en soumettant les cellules motrices à une seule des impulsions qui se partageaient notre conscience morale ; mais la conscience de la prédominance de l'un de nos sentiments impulsifs et de la détermination qu'il entraîne ne peut anéantir les autres sentiments simultanés. La conscience qui est unique, fait que nous n'avons qu'une impulsion consciente prédominante, mais elle ne détruit pas les autres impulsions.

De même que nous n'avons à la fois qu'une perception, et que la perception est toujours actuellement unique, bien que nos puissances sensitives et sensorielles soient infiniment nombreuses, de même nous n'avons à la fois qu'une détermination consciente, bien que nos puissances volitives actuelles soient infiniment multipliées.

Concluons que la volonté n'est pas une puissance séparée, mais une puissance attachée à toute cellule motrice.

La volonté, me direz-vous, n'a pas seulement le rôle de susciter la contraction musculaire. La volonté agit sur la conscience même pour la transformer en attention ; elle commande aux puissances intellectuelles et aux puissances sensorielles elles-mêmes.

Je ne sais si ces faits sont réels. Je crois, pour ma part, que notre volonté n'a pas de prise sur nos œuvres intellectuelles. On ne pense pas à volonté, on ne juge pas à volonté, on n'invente pas à volonté. La pensée s'impose à la volonté, le jugement et l'invention s'imposent à la volonté, dominent et entraînent la volonté.

Si je regarde ce que je veux voir, la volonté ne s'impose pas à mes yeux pour leur faire modifier leurs impressions ; elle agit seulement sur les muscles directeurs de la vision pour mettre les yeux en regard des objets que nous considérons. Nous regardons à volonté, mais nous ne voyons pas à volonté.

Sommes-nous bien maîtres, même, de nous mettre en acte d'attention. Si ce fait est vrai, en l'analysant de près, on s'aperçoit que le motif de l'attention n'est pas absent ; c'est le plus souvent une sensation, un devoir accepté, ou un intérêt, ou une passion, ou une habitude acquise, qui transforme et multiplie ainsi l'attention.

Quoi qu'il en soit de l'action de la volonté sur les actes intellectuels, j'accorde que la volonté peut décider l'attention et la réflexion ; elle peut surseoir à la determination que tend à produire toute impulsion quelconque. Quelle est cette forme particulière de la volonté? Est-elle une action spéciale et modératrice d'un organe séparé? Est-elle encore une forme particulière de nos activités volontaires déterminée en nous par l'habitude et l'éducation?

Malgré les travaux récents d'un médecin distingué, c'est ce dernier parti qui me paraît le plus vrai. Vous donner mes preuves dépasserait le temps qui me reste, et je risquerais de vous fatiguer.

Revenons maintenant à la liberté. Après nous être rendu compte de la volonté ainsi que nous venons de le faire, comment définirons-nous la liberté?

Est-ce une puissance ayant un organe à part, indepen-dante, spontanée et dominatrice? Non. La liberté est la forme que revêt une détermination quelconque de notre volonté quand elle est réfléchie, jugée par l'intelligence, non-seulement dans les impulsions qui la sollicitent et que nous appelons des motifs, mais dans les résultats que l'imagination et la mémoire nous fournissent et que nous appelons les conséquences.

A ce point de vue, la liberté est entière, même en dehors de la considération des moyens d'exécution.

En pratique, la liberté suppose les moyens d'exécution. Voyons, en terminant, si l'homme possède une liberté absolue, si, par conséquent, sa responsabilité est entière, ou si, au contraire, il n'a qu'une liberté relative, et si sa responsabilité se partage avec les autres hommes.

L'ignorance diminue la liberté, çela est évident et admis dans la pratique universelle, qui ne rend personne responsable d'un acte dont il ignorait la valeur, les motifs et les conséquences. Lorsque nous avons parlé de l'intelligence, nous avons constaté que pour chaque homme elle est à chaque moment incomplète et fausse en quelques points ; nous pouvons donc conclure de ce côté déjà que notre liberté n'est pas absolue et complète, mais incomplète et précaire.

Les passions diminuent ou détruisent entièrement la liberté. Nous venons de voir que les sentiments impulsifs n'ont, par eux-mêmes, aucune autorité morale pour nous gouverner. Si, par exception, un sentiment inné, sans réflexion, nous entraîne à produire un acte d'héroïsme, c'est que nous avons une bonne nature ; mais il n'y a pas eu là plus de liberté qu'il n'y en a dans l'acte passionné d'un criminel malheureusement doué. Les héros n'en sont pas moins la fleur d'élite des sociétés, et les criminels emportés, des hommes dont la société doit se défendre.

Les aptitudes intellectuelles ou affectives ont des degrés très-variables selon l'âge, le sexe, les tempéraments, l'état de santé ou de maladie ; toutes ces circontances déterminent à leur tour la mesure de notre liberté.

Les habitudes intellectuelles ou affectives, celles surtout qui remontent aux origines de notre vie et qui établissent entre nous et nos parents la tradition héréditaire des caractères de famille, ces habitudes de penser et de sentir sont facilement prédominantes et diminuent très-souvent notre liberté. Ce n'est pas sans déchirement, même à quarante ans, que nous nions ce que croit encore une bonne et tendre mère ; que nous méprisons et combattons ce que respecte un père honorable et dévoué.

Réfléchissez encore à la force des choses établies; considérez l'influence des coutumes et des mœurs ; comptez les opinions générales qu'on ne discute pas, qu'il n'est pas permis de discuter; mesurez les préjugés et les erreurs nationales, qui donnent à tout un peuple un caractère à part ; tenez compte de tous les aspects de la solidarité qui nous enchaîne, et dites-moi si vous vous sentez absolument libres.

La liberté ! mais c'est la perfection idéale de l'homme. Vous demandez des libertés. Vous répétez souvent ce cri de guerre, et la tradition, l'histoire, les institutions, la force publique vous répètent toujours : Attendez, attendez encore. Avant de passer à la révolte qui te sourit trop facilement, Français, écoute mon conseil, acquiers toi-même la liberté : c'est-à-dire, consolide ta santé par le régime le plus hygiénique ; diminue tes besoins ; borne tes appétits ; réfrène tes désirs ; méprise le plaisir dominateur ; étudie les sciences, et surtout la science de toi-même ; détruis en toi les préjugés d'enfance, les préjugés de famille, les préjugés de caste, les préjugés de nationalité, fais l'inventaire de tes opinions en les éprouvant au confert de toutes les vérités aujourd'hui connues ; surveille tes habitudes et ne les applique pas une seule fois sans réflexion ; défends-toi toujours et assiduement dans la bataille de la vie ; ne laisse vivre en toi que les sentiments sociaux ; détruis en toi toutes les formes de l'égoïsme... Alors tu seras libre, et le moment sera venu de réclamer aux institutions l'exercice de ta liberté.

Reims. — GÉRARD, Imp. et Lith.

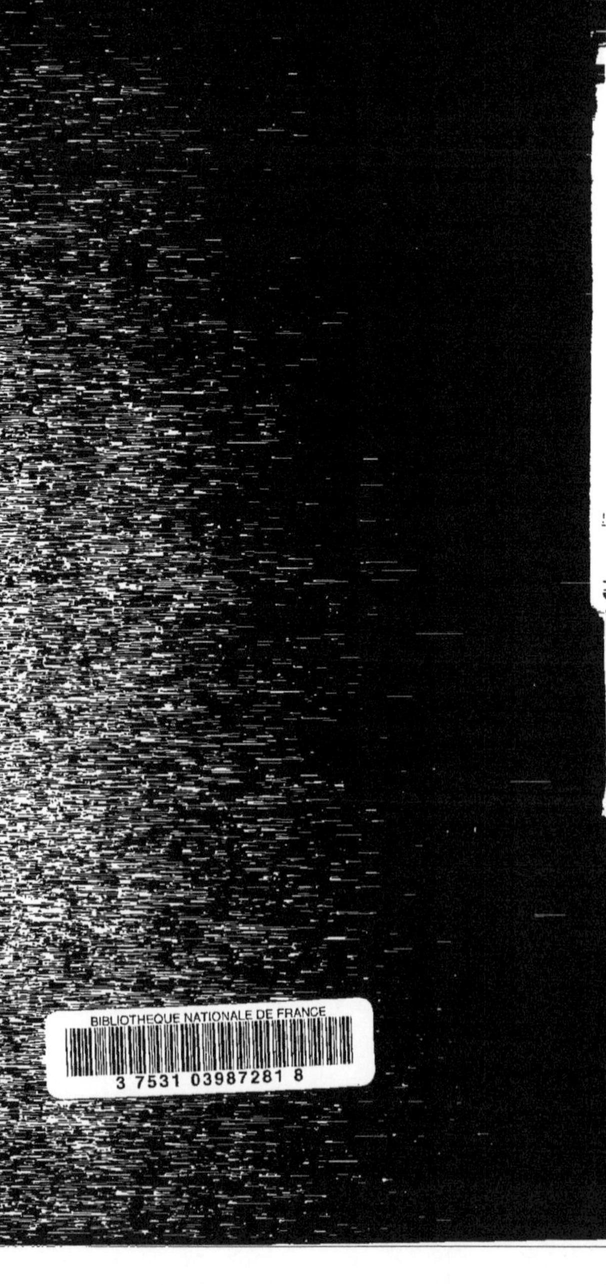

www.ingramcontent.com/pod-product-compliance
Ingram Content Group UK Ltd.
Pitfield, Milton Keynes, MK11 3LW, UK
UKHW012051240726
13965UKWH00003B/1200

9 782012 972667